重庆市沙坪坝区科学技术委员会科普资助项目

健康中国行之健康科普知识进农村丛书

老人常见疾病的家庭康复

总主编　杜亚明　刘怀清

主　审　徐新献　刘怀清

主　编　王　鑫　李泽平

副主编　朱　明　张　斌　李　静

编　委（按姓氏笔画排序）

于　航　王　蔚　刘　念　李卫国　李维娜

杨　军　杨晓秋　肖　湘　吴　夏　姚秀高

聂发传　郭述强　黄铭川　程元辉

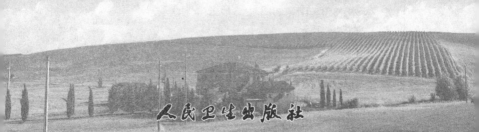

人民卫生出版社

图书在版编目（CIP）数据

老人常见疾病的家庭康复/王鑫,李泽平主编. —北京:人民卫生出版社,2017

（健康中国行之健康科普知识进农村丛书）

ISBN 978-7-117-23567-9

Ⅰ.①老…　Ⅱ.①王…②李…　Ⅲ.①老年病-康复训练　Ⅳ.①R592.09

中国版本图书馆 CIP 数据核字(2016)第 310758 号

| 人卫智网 | www. ipmph. com | 医学教育、学术、考试、健康, 购书智慧智能综合服务平台 |
| 人卫官网 | www. pmph. com | 人卫官方资讯发布平台 |

老人常见疾病的家庭康复

主　　编：王　鑫　李泽平
出版发行：人民卫生出版社　（中继线 010-59780011）
地　　址：北京市朝阳区潘家园南里 19 号
邮　　编：100021
E - mail：pmph @ pmph. com
购书热线：010-59787592　010-59787584　010-65264830
印　　刷：三河市潮河印业有限公司
经　　销：新华书店
开　　本：850×1168　1/32　印张：5
字　　数：88 千字
版　　次：2017 年 4 月第 1 版　　2018 年 12 月第 1 版第 5 次印刷
标准书号：ISBN 978-7-117-23567-9/R·23568
定　　价：15.00 元
打击盗版举报电话：010-59787491　E-mail：WQ @ pmph. com
（凡属印装质量问题请与本社市场营销中心联系退换）

　　《健康中国行之健康科普知识进农村丛书》是"接地气，顺趋势，应民意，长知识"之作，此丛书是针对城乡居民及广大农村留守人群的健康卫生、心理疏导、权益保障、子女教育、老年疾病防治等方面科普知识宣传教育的书籍。此书是由医学专家编写，但对健康知识讲解、切贴百姓、通俗易懂、图文并茂，兼顾了我国当前城镇农村人群健康科普知识现状而撰写，可满足广大城乡居民、农民朋友对健康知识的渴求，适用于广大基层大众阅读、推广应用。

　　2016 年 8 月全国卫生与健康大会上，习近平总书记强调"没有全民健康，就没有全面小康"，因此启迪广大基层民众的健康思维，开启健康教育，就成为实现全民健康、提高人民大众科学素养的重要任务与责任。全民健康不仅要让基层的医疗水平普遍提高，也要以提高基层大众健康知识素养为基石；《健康中国行之健康科普知识进农村丛书》著书目的与国家卫计委践行"健康中国行——全民健康素养促进活动"不谋而合，为此次活动提供了优质而全面健康知识科普书籍。本丛书9本分册，有《常见疾病防治小妙招》《儿童常见疾病预防》《儿童卫生保健》《儿童心理疏导》《妇女卫生保健》《家庭急救知识》《老人常见病防治》《老人常见疾病的家庭康复》《老年残疾家庭护理》。本丛书知识全面具体，弘扬健康理念、传承科学思维，让普通百姓也可以拥有更多的渠道接受养生、防病、医疗方面的科学知识，贴合我国的社会发展现状、紧跟当代国人生活节奏的科普教育，必将在提高基层大众健康素养方面发挥重要的影响和作用。

王正国

中国工程院院士

2016 年 12 月 8 日

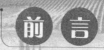

前言

　　"转化医学"不仅是指基础医学向临床医学转化，更重要的是向患者及家属转化。有必要用老百姓能够理解的语言去解析疾病的发生、发展规律，推广医学知识的科学普及，从"要我防病"变成"我要防病"，从"被动治病"到"主动康复"，得到事半功倍、费省效宏的结果。

　　人口老龄化是 21 世纪中国的基本国情，已经是全社会要共同面对并解决的问题。以血缘关系牵成的"家"是社会最小单元，家庭情结不会因为养老机构的建立而在短期内消退，绝大多数老年病患者生病后还是选择在"家"康复。"人人享有康复服务"、"康复进社区"、"康复进家庭"背后需要强大的理论支撑与技术支持，用老百姓能够读懂的语言去阐释我的身体到底怎么了？我为什么会这样？我该怎样做？我不这样做有什么坏处？我这样做了有什么好处？有鉴于此，本书旨在推出一本适合于农民和居民老年人群有关常见病家庭康复的科普书籍。

本书着重介绍三个方面的内容：一是糖尿病、高血压病、冠心病等老年常见病的医学科普知识与家庭康复的基本知识与技能；二是偏瘫的医学科普知识与家庭康复的基本知识与技能；三是骨与关节疾病的医学科普知识与家庭康复的基本知识与技能。

在编写过程中，本着科学性、通俗性、可读性的原则，试着用一些常见的自然现象去解析人体病理生理规律，难免有不妥之处，恳请读者不吝赐教。

王　鑫　李泽平

2016 年 11 月

目 录

第一章

老年常见内科病家庭康复

第一节　如何防治糖尿病

糖尿病，也有人称为"富贵病"，生活水平提高，相应的健康知识没有随之普及提高，在"吃好"、"玩好"的同时，糖尿病悄悄地袭来，"高血糖"悄无声息地侵蚀我们的机体，有人可能失去眼球，失去手脚，甚至失去生命……

一、有哪些并发症

（一）糖尿病坏疽

首先，我们来看一个真实的糖尿病坏疽患者情况：

有一个患者，男，65 岁，因"左侧眼球溃烂 1 个月"入院。发现糖尿病 5 年，未治疗；3 个月前，左眼视物模糊，时好时坏，1 个月前，左眼失明伴眼球溃烂，逐渐发展到眼球完全溃烂，脱落。

糖尿病坏疽一般在手足部位多见，因此而截肢者不少见，但眼球坏疽者罕见。

为什么会出现这种情况呢？

吃饭是人的生理需求，吃饭的目的之一就是要定时补充血液里的糖——血糖，糖在人体产生一系列的反应，提供人体活动时的能量。正如汽车需要燃烧汽油一样，没有汽油汽车就不能动。吃的主食在胰岛素的作用下转化成能量供人体活动时所需，当胰岛素的作用降低时，转化成能量的能力也就降低了，血糖增高，就是糖尿病的发病原理。

血糖增高与眼球溃烂有什么关系呢？

举个日常生活中的例子就明白了：天气渐热的时候，条件较差的餐馆里是有苍蝇的，怎么样消灭苍蝇呢？最简单的办法：用一张纸放在桌子上，纸上放白糖，再少量加一点水，让白糖溶化，苍蝇是喜欢白糖的，飞去吃糖的时候，再想飞走已经不可能了，就这样一点白糖就可以捕获苍蝇。苍蝇要逃命，展翅飞离的力量是很大的，但糖的黏附力更大，苍蝇飞不开了。血糖是在血管内运送的，当血糖浓度很高的时候，流经血管的剪切应力就很大，血管壁就容易损伤，病理解剖也证实了，糖尿病最容易受损伤的是中等大小的血管，最大的血管因为血流量大，受伤害的机会少一些，最小的血管也因为中等量的血管阻挡了部分力量，

2

流到最末端的时候，受损伤的机会也要较中等量血管少一些，但更容易堵塞，这就是糖尿病人容易损伤血管的原理。

血糖浓度越高，在血管里流动的时候产生的阻力越大，损伤了血管壁，血管就会启动机制去修复，管壁越修复变得越厚，管腔越来越狭窄，甚至堵塞；远端的血管本来就很细小，医学术语叫微细血管，最小的叫毛细血管，意思是比头发还细，这样下去，远端的血液就流不进去了；血液还有一个重要的任务就是要把氧气和养料带进去，也带不进去了，这样就形成了一个没有生机的"潴水凼"，自然眼球就坏死了。

糖尿病肢端坏疽也是这个原理，理论上说，人体任何部位都有可能发生这样的病变，在身体的表面，医生叫"坏疽"，在身体的里面发生的，叫"病"，如糖尿病心脏病、糖尿病肾病，糖尿病脑病等。

为什么叫"坏疽"呢？当组织器官血液供应很差、循环不好的时候，组织器官就容易坏死，细菌、病毒也容易感染，且这种感染很难控制，感染后坏死的组织不但发出一些恶劣的气味，也容易招来苍蝇、蚊子等，在上面产卵，生蛆虫，是不是这个意思，不可考，但对人体的危害是显而易见的。

糖尿病坏疽最容易损伤的是下肢，尤其是脚趾，人们常说：十指（趾）连心，为什么就不痛呢？"痛"就可以早点预防、早点治疗呀？这里有一个"温水煮

3

青蛙"效应：血糖慢慢增高的过程中，远端血液循环差了，相应的神经组织营养不足，逐渐地敏感性降低了，最后甚至就不痛了，一点感觉都没有。

需要提醒的是，有时候皮肤瘙痒就是因为糖尿病引起的，要提高警惕，这就是在向您报警。糖尿病坏疽还有一个最重要的原因是外伤及外伤后感染。因为糖尿病患者感觉减退了，该有的预警机制减弱或消失了，有时候划伤、擦伤、烫伤都不知道，尤其是在洗脚调水温的时候，一定先盛凉水后盛热水，不然烫伤了还不知道；修脚的时候也要注意不要划伤，擦拭脚的时候，也要用棉质的毛巾。

"苍蝇不叮无缝的蛋"——这句话用在此处虽不妥，无恶意，一旦受伤，就容易感染，血液循环不好，就是细菌病毒最好的"培养基"（最适合细菌病毒繁衍），也是苍蝇蚊子最好的食物；也是因为血液循环不好，各种用药途径都不能有效地把药物运送到"病灶"，加上抵抗力降低，感染就很不好控制，部分患者就是因为这些"小事"没有做好，开始是一些小伤、小创口，引发的结果却是需要截肢，或失去生命。

（二）糖尿病视网膜病变

在这里，笔者先介绍曾经接诊过的一例糖尿病患者：

始终不能忘怀这一幕：那是在二十年前，接诊家人送来的一位60多岁的老奶奶，声嘶力竭地叫着：医

4

生，救救我，我眼睛看不见了，我不活了。很快，老人家大小便失禁，进入深昏迷状态。这引出一个重要的话题——糖尿病视网膜病变。

追问病史：老人为一家人准备好了晚饭，等待上班的儿女及读书的孙子回家吃饭。在等待的过程中，老人一边看电视，一边吃蛋糕，电视越来越模糊，直到看不见了。老人一个人在家，突然遇到这样的事，只有急，孙子回家后，看到奶奶声音已经嘶哑了，倒在沙发上叫："看不见了，活不了了"，儿子也下班回家，看到此情此景，背着老人就到了医院。

这是一例典型的糖尿病突发应急事件，在原有的疾病基础之上，最后一块蛋糕、面包或一点米饭就是疾病加重的触发点，亦称"扳机点"。老人家平素没有注意控制血糖，心脏、大脑、肾脏、视网膜血管逐渐被侵蚀，处在一种高度紧张状态，当血糖浓度再高一点的时候，就触动扳机，引发一系列的多米诺骨牌效应，直至不可逆转。

重视糖尿病，预防并发症，了解原理是必要的。

当我们进食后，身体就从食物中获得糖并将其转化为"燃料"，这种"糖燃料"就是葡萄糖。葡萄糖通过特定的方式燃烧就会产生能量，供我们从呼吸到工作等做任何事情。但葡萄糖不能直接被身体利用，它需要通过胰岛素来将其运送到身体的细胞中，并进行复杂的生化反应才能释放能量供我们使用。

5

人体在需要时从胰腺中获得胰岛素,葡萄糖是原料,要"燃烧"为机体提供能量必须要胰岛素的参与。胰岛素依赖型患者的胰腺不能生成胰岛素,即使他大量进食并获取全部葡萄糖,没有胰岛素,身体也无法利用这些葡萄糖获取能量,这就是人们常说的1型糖尿病,诊断为1型糖尿病时意味着将终生补充外源性胰岛素。

2型糖尿病常常是中老年易得,胰岛素相对分泌不足。目前大有愈来愈多之势,有人说,糖尿病是富贵病,也有一定的道理。生活水平高了,吃得好了,胰腺不断地受到刺激,不停地分泌胰岛素,总有"疲倦"的时候,老是刺激,细胞总有"衰老"的时候,还有人均寿命的延长,胰腺细胞也会衰老,这些原因综合在一起,糖尿病发病率就会增加。当然还会有其他的原因。

糖尿病的侵袭是隐匿的,进食的过程常常伴随色、香、味等感官刺激去享受这个过程,逢年过节走亲访友也会带去一些美味的食物或水果,对拜访者而言,也是一种尊重。进食度的把握,是需要一些专业知识的。不去触发"扳机点",最好的办法就是不给"扳机点"创造机会,预防及识别预警机制是必要的。

如何识别预警系统?就糖尿病视网膜病而言,也是有一些规律可循的:当看东西模糊不清的时候，一定要注意，尤其是有时清晰有时模糊的时候，不能被"过一会儿就好了"的假象蒙蔽，这可能就是随着血糖浓度高低在报警与调节；有时看东西变红，有时看东西变绿，也是糖尿病眼病的预警信号，视觉中枢的视杆、视锥细胞缺血的报警，需要到医院去查查原因了。

认识到糖尿病的危害性之后，如何预防呢？

关于糖尿病的预防，平时在生活习惯方面是很重要的。适量运动，对绝大多数老人而言，是做得到的，帮儿女做做饭，洗洗碗，接送孙儿孙女上学放学等；心态调整，多数人不认为心态有问题；适当饮食，对糖尿病患者而言最重要，也是最难做到的。

预防的核心是意识到饮食及习惯问题是重要的，变我要治病为我要防病，是问题的关键。意识到了，就会有解决问题的方法，譬如有一位患者，我们是通过算经济账让他明白一个道理，怕浪费而"节约"到医院住院的费用是"节约"费用的20余倍，从而逐渐养成"合理膳食"的习惯。

（三）糖尿病神经病变

糖尿病神经系统疾病包括脑脊髓损害所致的中枢神经系统疾病和周围神经系统疾病，本文重点讨论糖尿病周围神经病变。

还得从一则病案说起。那是一个冬天，患者很早就来排队就诊，为方便患者，笔者有提前半小时打开诊室为一些诊断明确的患者开处方及检查单的习惯。一位70余岁的老年男性患者，糖尿病诊断明确，一直在随访开药，给他开好处方后又继续诊治其他患者。约1小时后笔者上洗手间，突然发现该患者出现大便失禁，内裤脏了，在清洗内裤。这就是糖尿病周围神经病惹的祸。

周围神经，分内脏神经与躯体神经，糖尿病对神经系统的影响也是源于血糖高、血黏度高对血管影响及代谢影响的关系。糖尿病对神经系统的影响是隐匿性的，皮肤瘙痒常常是糖尿病神经系统疾病的一个不典型且容易忽视的症状，患者因为皮肤瘙痒就诊皮肤科，有经验的医生一查血糖高，诊断糖尿病，降糖治疗就会好转。

内脏神经也称植物神经，主管内脏神经功能与调节，内脏运行有较高的自主性，也称自主神经，内脏神经、植物神经、自主神经都是说的一回事。内脏在神经体液的调节下，按照一定的节律运行，譬如肠道，每分钟3~5次在腹腔蠕动，消化运行食物，促进肠道对所需营养成分的吸收。当血糖浓度长期增高的时候，血管受到损伤，营养神经的血液供应不足，代谢的产物也不能及时运走，调控肠道的能力就减弱，蠕动次数要么增加，食物在肠道不能充分消化吸收，临床表现为腹泻，医学上叫做非感染性腹泻。这容易造成误会，一些人因为不懂得这些道理，认为只要腹泻就是老年人不注意饮食，疾病过程的不可控与饮食习惯的可控是两种不同的道德评判标准，老人不是因为自己不注意饮食而带给儿女护理的不便，儿女也能理解老人因为疾病的变化、进展而带给老人更多的慰藉。蠕动过慢，食物残渣不能及时推送到直肠肛门排泄出去，就是便秘。

糖尿病植物神经病胃肠道最常见的表现是腹泻便秘交替，即一段时间便秘，一段时间腹泻，表面上看都是那么没有道理，既没有吃不洁饮食，也没有吃可能引起便秘的食物与药物，腹泻但脱水不重，体重也没有明显的减轻。

糖尿病植物神经病还有一个常见的疾病，就是糖尿病胃轻瘫，进食饮料和食物之后，老是有一种堵塞的感觉，腹胀，感觉到食物堵在胸部下段，消化不了，这就是胃"瘫痪"了，只不过程度较轻，就称"糖尿病胃轻瘫"了。

糖尿病躯体神经病变最常见的是皮肤痒、麻木、刺痛。麻木与刺痛手足部位较多见，对称性的手套-袜子样感觉障碍，有时候特别痛、麻木，有时又没有感觉，刺伤、烫伤后还没有感觉到，容易与格吉兰-巴雷综合征、风湿、颈椎病、腰椎病等疾病混淆。

糖尿病中枢神经病变最常见的是脑梗死与脑出血，一旦发生，瘫痪的可能性很大。

9

二、如何进行家庭康复

康复，已经限于被动了，最好的办法是预防，"治未病"的观念逐渐深入人心，"知道到做到是世界上最远的距离"，用在糖尿病家庭康复上同样适用。都知道糖尿病不好治，危害大，到底怎样才能不患糖尿病，患了糖尿病怎么样早期识别症状与体征，又怎么样去预防，尤其是从生活中的"小事"做起，养成良好的习惯，才是防治糖尿病的根本措施。

（一）饮食与剩饭剩菜

"民以食为天"，红白喜事，年头四节，人们最忙的就是准备一桌好饭好菜，不让客人吃饱喝好，主人就没有尽到待客的义务，小到家庭聚会，大到会客宴请，莫不如此。觥筹交错之中，相互捡菜，互敬酒水，是必不可少的程序。殊不知，在热情好客中，埋下了糖尿病诱发因素的祸根。

所以，糖尿病的治疗，首要的是核算饮食，但事实上最难做到的也是如此，以至于饮食治疗渐渐地在医生工作中淡化了，只有在糖尿病健康知识讲座或普及中才强化。糖尿病医嘱第一条就是糖尿病饮食治疗，但没有细节去强化、去落实，就是一句空话。

当养成的饮食习惯已经变成重要的致病因素的时候，健康意识是改掉习惯的首要要素。

（二）运动

血糖浓度是动态变化的，随着运动量的增加而不断调整，原理同汽车燃烧汽油一样，载重量大，上坡多，跑的路程长，需要的油量就越多，汽车有油表提醒，人体也有一些生理现象提醒，饿了，就是最基础的人体"油表"。按需进食，是糖尿病预防与治疗的重要法则，运动量大，进食多一点，运动量小，进食少一点。临床上按照热卡（能量）去计算进食量，算得很精细，但实际操作得并不好，一是患者很难去理解脂肪多少热卡，蛋白质多少热卡，糖多少热卡，换算成多少糖、多少脂肪、多少蛋白质，又去换算成饱和脂肪酸、不饱和脂肪酸，理论上是先进的，也是需要的，实际操作很难，人毕竟是和社会紧密相连的，一家人的饭菜，为一个人单独做一天可以，一月也行，长期是有困难的，外出应酬，也是很难为一个人量身定做的，有啥吃啥，吃饱为止，是简单易行的。若要身体好，要做到"三分饥，七分饱。"吃到七分饱，留下三分饥，可能更好操作。

运动分有氧运动与无氧运动，也有比较复杂的计算公式，实际操作也比较困难。家庭康复中，掌握两个原则：一是以微微出汗作为标准；二是以次日起床后肌肉微微酸痛为前日最大运动量。至于靶心率，代谢当量等实际操作中有困难，也不便于观察。

不主张为了运动而运动。一些患者，听到运动有

11

利于健康，对糖尿病康复有益，调好闹钟，天还没有亮就出去锻炼了，像部队训练一样准时出操，自己也紧张，家人也紧张，没有必要。运动要应四季时令，冬春季早晨晚一点出门，夏秋季早一点出门，"日出而作，日落而息"。

（三）心理调节

患者，张某某，女，80 岁，因"浮肿、头昏、乏力 2 年，加重 1 月"入院。有糖尿病史 10 年。查体：全身浮肿，上下肢尤甚，凹陷性水肿，局部张力较高，可见微小水滴渗出，肤色微白，心率 90 次/分。实验室检查：血红蛋白 45g/L，白蛋白、球蛋白都很低。诊断：重度贫血、低蛋白血症。

追问病史：张奶奶患糖尿病以来，为控制血糖，长期吃素，鸡蛋、牛奶、肉食已经有三年多未进了，以素菜、米饭、面粉为主要食物。

像这样的病例，临床上并不少见。按照目前的生活水平，不应该出现这样的情况，问题出在哪里呢？认知及心理。人体活动必须要一定的能量供应，糖是最主要的燃料，其次是蛋白质与脂肪，当糖分摄入不足，蛋白质与脂肪通过生物转化与燃烧提供能量，当蛋白与脂肪摄入不足的时候，糖也会转化成蛋白与脂肪。所以三餐均衡营养不是一句空话，落实到行动上就是餐桌上要有一定量搭配的脂肪与蛋白。

为什么要列到心理问题呢？过犹不及都有一个共同的心理调适问题，一是盲目不重视，"不怕"，活一天算一天；二是过度重视，"怕"，这也怕，那也怕，不知咋办。

张奶奶的疾病诊断是不困难的，难的是改变这种生活习惯，而改变这种生活习惯最核心的问题是改变她的认知，只有让她认识到这种疾病的根源在餐桌上，才能解决根本问题。

首先解决不怕的问题，吃的蛋白与脂肪是要消耗掉的，关键是度的问题，既不能不吃，也不能吃得太多，就涉及能量计算的问题，还有就是搭配的问题，贫血需要基础物质去造血，每餐必须提供，如菠菜、红薯、南瓜等，还需要一些含铁量较高的动物蛋白。解决了张奶奶的心理问题，三个月后，上诉症状体征明显地缓解，张奶奶也经常到医院现身说法，帮助解决了很多临床难以解决的问题。

心理问题的另一个极端就是听之任之，我行我素。人们对食物色、香、味的需求，意识深处，对饮食有独特的情怀，患者家属及朋友讲什么，无所谓，说什么，无所谓，加上糖尿病高发人群的特殊性，多数是高龄的长辈患病，做晚辈的顺从是重要的品德，多数都迁就，每一次病情加重，几乎都能听到家属的请求：医生，好好给老人家讲一讲，我们说的他们不听，还经常起矛盾与纠纷；明白了道理，就是对患者最好的帮助，也是对患者最好的关爱。

　　还有就是对胰岛素的选用问题，很多患者也因为不方便，等等看的各种借口，错失了保护脏器的最佳时机。如果能够意识到身体分分秒秒都在被高血糖侵蚀，损坏并且这些损害已经不可逆的时候，事实上，控制血糖就是紧要的事了，甚至不亚于急诊抢救。当错失了救治脏器的最佳时机的时候，有的人就会失去某些重要的脏器甚至是生命。同时经济负担、家庭负担、社会负担也会加重。

　　重视而有度，有计划、有步骤地解决问题，是克服"怕"与"不怕"的心理状态并解决问题的根本措施，"怕"与"不怕"仅仅是问题的表象，从内心深处而言，患了糖尿病没有不怕的，问题是"怕"又如何呢？有时还不如不怕，落得个自在逍遥，两者的本质是共同的：缺乏相应的知识体系及解决办法，医学书像天书一样，老百姓读不懂，医生的解释像外星人一样，听不懂，如何不怕呢？解决心理问题最核心的是用老百姓能明白的语言去说他们身上的具体问题，然后他们能够自觉地去遵守一些规律，就好些了。

（四）药物与血糖监测

　　糖尿病的主要原因是血糖浓度高了，血液在血管里流动的时候阻力大，流不动，而人体又需要血液在人体内循环，怎么办？一是忌口，从时间上来讲，少吃多餐，饿了就吃一点，不能一次吃得太饱，持续不断地满足血液里的血糖浓度，既不能太高，也不能太低；从量上来讲，满足需要就行；从质上来讲，要合理搭配，糖、脂、蛋白质都要配一点；二是在各个环节把住关口，让血糖浓度降下来，就是药物。这两点都离不开血糖浓度的监控。

这让笔者自然联想到了农忙时的双抢季节，尤其在抢种的时候，插秧是需要水的，水渠的管理就是如此，要保持水流动，水渠必须管理好，平素需要维护；水渠放水的时候，流量不能太大，太大了会冲毁水渠，也不能太小，太小了不能满足需要，水里面还不能有太多的杂质，多了会阻塞水的正常流动，水里面还必须有一定的养分，否则庄稼长不好，没有好收成。

似乎可以这样比较？人体血管就如水渠，平素需要维护，口就是第一道闸，水是否能够顺利流到田间灌溉禾苗与第一道闸有很重要的关系，管理得不好，一是流量太大，二是垃圾太多，都有可能让管道破裂；胃肠道的消化吸收是第二道闸，分清泌浊是它的主要任务，流量太大而且垃圾太多，必然有一部分流到管道里去，结果依然会造成负担与破坏；胰腺对血糖的处理是第三道闸，当超过了它的处理能力或者长期超负荷地工作，处理不了的时候，也只有放到血管里去了，同样产生破坏作用；当然还有其他的协同处理组织器官。

人与自然是相通的，医学上也有垃圾食品的说法，就是一些高脂高糖高蛋白的食品，人体根本就处理不了这么多，变成了人体垃圾，危害健康；"病从口入"，管好人体的第一道闸是最重要的。

第二道闸就是胃肠道了，已经流进去了怎么办？药物开始起作用了，常用的就是阻止肠道吸收的药物，譬如 α-糖苷酶抑制剂类药物，其主要作用就是减少肠道的吸收，明白了这个道理，就会在进餐前食用，尽可能嚼烂了服用，以利于在肠道分布得更均匀，阻止血糖在肠道吸收；饭后服效果就差了，为什么呢？因为吃进去的食物在胃十二指肠消化后，吸收的主要部位是小肠，如果饭后服，前面的食物已经蠕动到小肠去了，等到药物赶到的时候，已经流到血液里面去了，效果当然就不好了。当然它的副作用也就源于这个原因，如腹胀、腹泻等，相当于在和小肠细胞打着仗，一个要吸收，一个不准吸收，有些不适应是正常的。多数人时间久了也就习惯了，因为吸收的少，对肥胖型的糖尿病患者而言是很适合的。

第三道闸就是胰腺了。在人体的左上腹部的后方有一个长条型的器官就是胰腺，胰腺上有一种细胞叫 β 细胞，多个 β 细胞聚集在一起即为"胰岛"，它是制造胰岛素的工厂，生产胰岛素的多少受血糖的控制，血糖浓度的稳定主要是胰岛素起作用。这就像我们把充满各种养分的水放到田地里去滋养禾苗一样，太多的垃圾不行，养分的浓度太高了也会烧苗一样，胰腺就是最后一道闸，它的作用就决定了最终禾苗的生长状况，有无生机及收成。

临床常用的药物也是在第三道闸上起作用。既然含有高血糖的血液已经流进血管里来了，有效的办法：一是促进胰岛素多分泌一些，把血糖浓度降低一点；二是加速外周组织细胞的利用；三是直接用外源性胰岛素降低血糖浓度。前两种方法就是我们常用的磺脲类药物，机制也就是如此，后一种方法就是注射胰岛素。只不过时机与剂量需要经验与计算，否则容易产生低血糖。

血糖监测一是尿糖监测，二是血糖监测，尿糖监测可以看颜色，深黄且泡沫多，不仅血糖控制得不好，肾功能可能也有损害，蛋白渗出较多，当然这是外观，现在做尿常规检查也是很容易的事了。也有患者告诉笔者，他判断血糖控制不好的办法是自己尝自己的尿，如果是甜的，则控制得不好，需要调药或者加量，这里不推荐。血糖监测是必要的手段，现在越来越普及，也越来越方便。在血糖不稳定，治疗方案没有确定的时候，最好是监测七次血糖，三餐前后半小时监测一次，晚上睡前（一般在 22 点左右）再监测一次，如果有异常情况，还需要多监测几次，对饮食调整及药物调整有很强的指导意义。

17

糖尿病重点在于预防，其次是治疗，再次是康复，三者相辅相成，缺一不可，前两者容易理解，后者常常不被理解，健康的心理，建立良好的饮食习惯，适量运动，合理用药，尽可能地促进胰岛功能康复，促进胰岛素受体敏感，对拥有一个健康的身体、减轻家庭及社会负担、延年益寿都有益无害。

第二节　如何防治高血压病

"四十岁前人压病，四十岁后病压人"，就诊之余，一些患者同笔者聊起了家常。

"为什么年轻的时候什么病都没有，上了一定年纪各种病就来了？"

"为什么父母没有高血压，到我这里就有了？"

这都是常常聊到的话题，是呀，为什么呢？如果不能很好地回答这些问题，患者是很难遵医嘱服药治疗的，因为他"不服气"，一些患者甚至公开挑战：说不服我，我就不服药！

这让笔者想起来十年前发生的事。一位刚退休的公安干警买菜路过笔者诊室的时候，顺便来量一下血压，220/130mmHg，告诉他很危险，需要住院调理血压了，他拍拍胸壁，没有任何问题，每天都洗冷水澡，一直坚持几十年了，并强调他是国防身体，身体没有任何不适，并且血压高已经四五年了，也没有吃药，

18

只不过路过看到笔者不忙了，顺便量一下血压而已。又做了很久的工作，没有做通，握手道别，临别时告诉他：有任何不适，立即电话联系。

早晨上班时，路过他家门口，一大群人聚集在家门口，放着哀乐，走近一看，门口挂着他的像，相框上披着黑纱，问他的家人，凌晨 2 点的时候发现已经停止了呼吸。这是笔者心中永恒的痛！没有能力说服他多在医院待一会儿，也没有想到和他家属取得联系，就这样失去了一位朋友，也失去了一位很好的干警，他退休还不到一年。

"为什么到了一定年龄血压会增高？"当有患者这样问的时候，笔者这样回答：住过五层以上的老楼房吗？多数上了年纪的人回答：住过。五层楼以上的老房子住上十年以上最大的问题是什么？多数人要经过提醒才能回答：缺水，水龙头打开流量很小甚至一点一点地滴。如何解决？老楼房的旁边修座加压站，二次供水就可以解决问题。有了加压站供水问题解决了，但最容易爆水管。

或许这个类比不恰当，但能够说明一些问题。楼房设计之初，肯定是解决了供水问题的，随着时间的推移，顶层住户供水会出现问题，原因主要是水管老化，水管内会结垢。人体也是这样，血管用了几十年后，不可避免地产生一些"垢"附着在血管壁上，医学上叫动脉粥样硬化，而大脑处在最顶层，对血液的需求并没有因为血管粥样硬化而减少，这种供需矛盾就会让人体自动加压。这应该是高血压的原因之一。

高血压分原发与继发两种，原发指目前原因还不清楚，各种学说较多，有的找到一些证据，但还不能完全回答"为什么会患高血压病"的问题，继发原因清楚，祛除病因血压就自然降下来了。

一、有哪些靶器官损害

高血压病对人类的危害是很大的。下面谈谈高血压病对人体的一些损害：

（一）高血压心脏病

在给果树喷洒药物的时候，树枝越高，管子越细，需要给喷雾器的压力越大，血压也是如此。心脏与血管构成血压的主要因素，心脏就是血压的动力源泉，心脏每射血一次，就推动血液在血管里流动，供全身使用。当管腔因为动脉粥样硬化越来越细的时候，需要的血液并不会因为管腔变细而减少，心脏就会加大压力将血流推送得更远。有两种可能性达到目的：一是每一个心脏细胞力量变得更加强大，二是增加心脏细胞数量，无论哪种原因，结果都会让心脏变得肥大，尤其是给身体外周循环输送血液的主要动力源——左心室，所以当高血压到一定时期的时候，左心室就会

20

肥厚，或者叫肥大。

左室肥大必然要消耗更多的能量，给心脏细胞运送血液的冠状动脉工作量也会增加，加剧了心肌缺血，形成了恶性循环——这就是高血压病对心脏的危害，心肌肥厚与缺血。临床上胸片常常有左心室肥大的提示：靴心（心脏像靴子一样，向左下扩大），心电图也会提示：左室高电压；心肌缺血。

高血压的更多因素目前还不是很清晰，提出的学说比较多：如与遗传有关，与情绪有关，与饮食有关等等。常常描述情绪的词语：激情澎湃、心潮汹涌，热血沸腾等，都是与心脏、血管及血液有关，并且这些用来形容一时情绪与情感变化是可以的，如果时间长了，就会出问题。临床心理学中，有正性情绪与负性情绪之说，正性情绪如"范进中举"，情绪持续高涨，想必血压也会持续增高才会保持全身血供尤其是大脑的血液供应，时间长了，也是高血压产生的原因，结果心脏会有高心病的表现。负性情绪也是如此，无论工作中还是生活中，遇到重大事件的打击，不能自拔，也会影响心脏，成为高血压的主要原因。改革开放，生活水平改善，高血压发病率持续增高，与情绪的变化肯定有关系。正如前面的果树喷药的道理一样，果树喷药是有阶段性和时间段的，如果长期施压，高血压就发生了。

高血压对心脏持续施压，心脏保持高强度压力，

21

就会衰竭。有患者问：我患高血压病多年，又没有服药治疗，最近发现血压不高了，不知道是好事还是坏事？当然也有自然康复的，是好事，但还有一部分人，或者是绝大部分人，是因为心脏功能衰竭了，血压不高了，就不是好事。总不能把脏器功能衰竭当成好事吧。

（二）高血压肾病

肾脏的功能就相当于日常生活中的污水处理厂，每一个肾脏单元——肾小球就是一个污水处理器。人体代谢产生的液体类物质绝大多数必须要经过肾脏处理并及时排出体外。

与污水处理厂一样，要处理体内的污水，两条大的管道必须通畅：一是运送进来的肾动脉，二是运送出去的肾静脉；肾动脉分入球小动脉和出球小动脉两条，两条小动脉之间就是肾小球，是处理污水的主要器官。

平衡的污水处理也因高血压而打破，压力太高，小动脉就会增厚，保护血管能够承受很高的压力而不破裂；当然这两者之间的因果关系到底怎样？也还不完全清楚。即到底是因为管腔变细而导致压力增高呢，还是因为压力增高了而管腔变细了？这留给基础医学去研究，结果就是高血压肾脏损害——管腔变细，甚至闭塞，肾脏缩小，表面凹凸不平，以致部分液化，变成囊肿。

肾动脉硬化甚至闭塞，大体解剖呈洋葱样改变，肾脏血流变小了，污水处理能力也就降低了，最早的表现是微量蛋白尿，有细心的患者会发现，高血压病5~10年左右，尿泡沫增加了，有习惯用便盆的患者，第二天清洗便盆的时候发现便盆底部沉淀了很多黄白色的沉淀物，这极有可能就是微量蛋白质，这些微量蛋白对人体是有益的，不应该被过滤出来，这就是肾脏小动脉出问题了。

　　为什么会出现这种状况呢？还是用污水处理器来类比，虽然不能完全说明问题，甚至人体生物仪器远较污水处理器复杂得多，但本文的目的是把复杂的问题简单地解析，引起人们的重视，有机会把专业问题交到医生手中，就达成主要目的了。

　　污水处理厂一定会有储水池，储存污水，调节加压并输送到各个污水处理器去处理，用在此处，就是一个调压装置。如果这个储水池出现问题，污水直接流到污水处理器去了，压力太高，一是管道会承受不了压力，渗漏或破裂；二是过滤处理的质量就会出问题，不该漏出的漏出来了，该重吸收的没来得及吸收。

　　人体的复杂性还在于有自调功能，压力太大，血管会保护性收缩，时间长了，就会像病理解剖所见：一圈一圈地把血管包裹起来，直至固缩，所以高血压肾病临床也称固缩肾。固缩肾的结果一是与高血压形

23

成恶性循环，二是肾功能丧失，两者对人体都是最大的损害。

（三）高血压脑病

脑是人体最特殊的器官之一，一是因为在人体的位置最高，二是因为几乎不能储藏血液与养分，分分秒秒都需要源源不断的血流带来足够的养分滋养脑细胞，三是脑血管的壁很薄，缺乏中层平滑肌，血管自调能力差。脑几乎是过着"衣来伸手，饭来张口"的生活，并且脾气极大，稍一不对就停止工作，所以，脑缺血、缺氧最多只能坚持几分钟，超过时间就会有大量的脑细胞死亡，即使事后再怎么补偿，也无济于事。

脑细胞死亡的后果相当严重：要么生命消逝，要么肢体瘫痪，要么智力减退，要么精神失常等等。

因为脑细胞、脑组织对血液及养分的需求量大，要求高，自身不能储备及调节能力差，对血压的要求也高，血压太高了，就形成急性脑病：剧烈头痛，喷射性呕吐，视物不清（视乳头水肿），就是颅内高压三联征，需要紧急处理，这时降压是第一位的，需要立即到医院接受专业的治疗。太低了也不行，血流灌注不够，慢性缺血缺氧，血流过于缓慢，容易堵塞，脑细胞营养不足，脑功能容易衰退，老年性痴呆等也容易发生。

脑细胞凋亡、坏死，血压是影响因素之一，血压不稳定，太高人体会保护性应急反应——血管被动收缩，保护脑细胞不被血液过度灌注；太低，也有应急反应，血管舒张，更多的血流去灌注脑细胞。如田间禾苗，长期缺水，禾苗会枯萎，营养不良，突然很多水涌入田间，禾苗也会被水淹没，同样会损害禾苗。血压就是调整与分布血流的最重要的手段与措施之一。所以，对其他靶器官而言，有降血压之说，而神经内科医生说得最多的就是调整血压，调整到一定的范围，是首要的任务，既要保障脑细胞能够平稳地得到能量供应，又要保护脑细胞不被过度灌注。

高血压脑损伤最极端的事件就是脑出血与脑梗死。血压过高或脑动脉硬化形成动脉瘤等，脑血管破裂，重者失去救治的机会，轻者偏瘫，是脑血管病最重要的事件，其中管理血压是至关重要的。脑梗死是另一个极端现象，血压过低，血流缓慢，加上血液质的变化（处于高凝状态等）容易堵塞，大面积梗死，和脑出血一样，重者失去生命，轻者瘫痪。因为缺乏相应的知识，很多患者都是出现了极端事件才反过来知道血压控制的重要性，从而失去了较好的防治机会。

二、如何进行家庭康复

外因通过内因起作用，内因起作用的核心是正确认识问题，变被动为主动，实时防护，把各种预防工作融入到日常生活中去，这就是高血压病的防治精髓。

原发性高血压的病因目前还不十分清楚，预防也就需要从已知的多方面原因去找方法与技巧。

总体来说，高血压预防分可干预与不可干预两大类，不可干预是指遗传因素，在基因治疗未成熟以前，还处于不可干预时期，因为人是无法选择其出生家庭的；年龄因素也是不可干预的，随着年龄的增长，组织器官会有不同程度的老化与衰退，这也是不可避免的；性别也无法选择，因为据研究结果，高血压病与性别也有一定的关系；等等。

可干预的是生活习惯，虽然改起来很困难，但改了即可受益，这是可以做到的。

（一）为什么要吃淡一点？ ——限盐

"百味盐为先"，任何好吃的美味，淡了，就失去味道了，人们习惯了咸味。说到盐，也有历史渊源，经历过食物匮乏的时期，这时的主要调味品就是盐，著名的四川泡菜、涪陵榨菜，盐味都很浓，甚至就着一点泡菜与榨菜佐餐一顿饭。人们对盐情有独钟。

前面谈到，高血压与心脏和血管构成的压力管道系统有密切的关系，同时与管道里流动的血液质也有一定关系，这关系的重要因素就是血液里的含盐量。

肾脏有一个很重要的功能，就是回收肾小球滤过的水和盐，保持血管里的渗透压，血管里流动的血液需要一定的压力，这种压力保障了血液里的液体不向外渗出，就是渗透压，渗透压不能太高，太高了血液的浓度就高，血液在血管里流动的阻力就大，一是不容易流动，需要更大的力来推动，就是高血压重要的构成因素；二是浓度太大，在血管里推动的时候会加重血管的损伤，也是动脉粥样硬化的重要原因。而盐中的钠离子是构成渗透压重要的因素，正如人渴了要喝水一样，渴的原因之一就是吃得太咸了，血液中钠离子浓度太高，需要水去稀释，水多了，血液量就增加了，又需要增加压力来推动血液在血管里流动。对高血压的预防与控制没有好处。

血压构成三个重要因素：一是动力源——心脏；二是管道系统——血管；三是输送物质——血液。这三者紧密结合，共同构成相对密闭的人体血压系统，动力与管道系统是基础，运送物质养分供人体需要是目的；为什么这么多物质中要把盐单独提出来讨论呢？因为控制了盐量就控制了"病从口入"的最重要环节，试想：有哪一种腌腊制品的盐含量不超标？几乎都用盐来保持食物不腐败，放置的时间更长一点，保持食物不腐败的重要原因是不让其他微生物来破坏，微生物不能生存的环境人类生存也存在问题。表现在血压，就是高血压。

27

先梳理一下食盐对高血压的影响：吃得太咸，口渴，需要喝大量的水，血管里水的含量增加，需要更大的动力才能推动血液在血管里流动，心脏的负担加重；吃得太咸，血液里钠离子的含量增加，血浆渗透压增加，需要吸收大量的物质来平衡渗透压，血液里会含有更多的不需要的物质，血管壁会受到损伤，损伤后人体会自动修复，加速动脉硬化的形成；动脉硬化，管腔会变细，人体需要的血流量不变，就需要更大的压力来推动血液的运行，这样就形成了高血压的恶性循环。还有一个重要的原因，咸的食材大多是动物脂肪与内脏，也是加速动脉硬化的主要食物，也是因为咸，在佐食的时候，需要酒水助兴，高脂高蛋白饮食与酒一起大快朵颐，但改变了血管里流动的血液的性质，对高血压防治有害无益。

吃得淡一点，有利于血压的降低。

（二）为什么要看淡一点？——心理

人与自然是相通的。心脏、血管、血液构成人体血压的基本要素，分分秒秒维持着人体的循环，供生命机体代谢需要，并不是说外界因素就不重要了。反之，外界因素也在分分秒秒影响人体的血压。譬如季节的影响，寒冷的季节外周血管收缩，在血管里流动的血液集中在靠身体中心的血管里，血压就会增高；暑热天气，就相反；这是人随四时而变的自然现象，防治方案也会随之调整。

无时无刻不影响血压的还有一个重要因素，就是心境。也有临床案例：某公司副总，前一天分管的部门出了安全事故，还没有处理，当天中午在家吃午饭，又接到电话，分管的部门又出事了，当即情绪激动，还没有放下电话，人就倒下了，送到医院，脑干出血，抢救无效死亡。单位上的事情还没有处理，先办了丧事，这绝不是个案。该领导年龄也不算大，平素有高血压病，没有认真治疗与控制，情绪激动，压力增高，血管破裂，尤其在致命的脑干。情绪是血压调控重要的环节。

其实，现阶段高血压发病率持续增高，不好控制，重要的因素之一是情绪的调控。当人在生气的时候，人体会随之分泌一些物质，供应生气时拍桌子、骂娘等情绪宣泄的能量，最重要的就是肾上腺素，这也是在抢救时用的主要药物之一，肾上腺素的作用就是正性变时、变力、变传导。什么叫正性变时、变力、变传导呢？就是立即把心脏的力量调动起来，传导加快，更有力量，结果之一就是血压增高，提供更多的能量供人体需要。我们常常形容一个人生气的时候，有两个形容词：面红耳赤与脸青面黑。面红耳赤，颜面部的血管扩张，血流过度灌注，脑动脉与颜面部的动脉是相关联的，脑内的动脉也会过度充血，情绪高涨，这是很危险的，当承受不了压力的时候，血管就会破裂，前面谈到，脑血管因为缺乏中层平滑

29

肌，自身的保护能力是很弱的。脸青面黑是问题的另一面，颜面部血管收缩，血流供应差，保障脑血流供应，加压也是办法之一，血压也会增高，同样面临血管破裂的可能。当然，还有其他的因素，譬如长期高血压，脑血管动脉瘤形成，血管淀粉样变性等等，但越是这样，就越要控制好自己的情绪，减少触发因素。

谈到情绪，就不可避免地谈到修为，"看淡一点"，其实就是一种大度，一种胸怀，一种心境，也是人与自然的融合。调控血压，人体内环境的稳定是重要的，但外界环境无时无刻不影响人体内环境的稳定，若能二者结合，就是古人所说的"天人合一"吧。

（三）药物治疗的必要性

药物是保护人体身心健康的工具，达到目的就行，越简单越好。

高血压数值是从大多数人中得到的基础数据，有很好的参考意义，但对每一个生命个体而言，适合自己的最佳血压才是追求的目标。临床上常常见到血压调整到人群均值血压的时候，反而起不了床了，头昏眼花、视物模糊。在医生的帮助下寻找适合自己的理想血压并维持，是重要的。

因为还没有找到高血压发病的原因，高血压病的治疗也是对症为主，尤其是靶器官的保护。从高血压发病学说来看，从心脏、血管、血液等方面来用药是目前高血压病治疗的主要方向。

"心平气和"是高血压心脏保护的最高境界。"心平"是指心脏跳动平稳，原则上是跳动得缓慢有力，跳动得越缓慢，心脏耗氧量减少，心肌细胞休息的时间越长，心脏寿命越长，功能也能够保持得长久，但也有个度，就是不能太慢，太慢就不能满足全身血液供应的需要，一般不低于 60 次，这是心脏保护的底线，低于 60 次，临床上称窦性心动过缓，需要医生专业的评判。"气和"指呼吸功能不能受到影响，不能仅仅因为保护心脏而损害了肺的呼吸功能，有一些药物譬如心得安，有哮喘患者就是禁忌。同时也要注意心脏的过度保护而导致心功能衰竭，有脚肿、呼吸困难等症状要及时看医生，调整用药。

血管的保护，目前常用的药物一是调脂药，血脂不能太高，尤其是低密度、极低密度脂蛋白，对血管有损伤；高密度脂蛋白有益，高一点好。二是血管扩张药，种类较多，结果是让血管扩张开，利于血液循环，常见的钙离子拮抗剂、血管紧张素转化酶抑制剂、血管紧张素受体拮抗剂等都是如此。

高血压的原理之一是血管内装了太多的水，排不出去，压力自然就高了。利尿剂，目的是让血管里的液体量少一点，压力减轻一点。

当然还有其他作用机制的一些药物，如耗竭体内多余的儿茶酚胺等。

31

如果靠生活习惯的改变，血压还高，药物治疗就非常必要了，心脏、大脑、肾脏等靶器官长期处在高压力状态，容易出问题。心脏长期承受高压力，容易变得肥大，甚至心脏功能衰竭；血管长期承受高强度的压力，容易破裂，尤其是管壁很薄缺乏平滑肌的脑血管；大脑长期承受高强度的压力，容易头昏、头痛、记忆力减退等；肾脏长期承受高强度压力，血管容易闭塞，肾脏变小，肾衰竭等。

高血压药物的使用，也是有讲究的，每个人对药物的敏感性是不同的，寻找最适合个体的药物是必要的，需要在医生的帮助下做出决定。一些患者看到别人吃什么药，也要比照吃什么药，是不正确的。

用药还要结合四季时令，如秋冬季气候寒冷，外周血管收缩，就需要调整药量稍大一点，利尿剂量可以增加一点；春夏季气候暖和一些，药量也要随之而减少一些。

用药物也要顺应日节律，大部分人一天的血压是动态变化的，即 24 小时内血压呈"两峰一谷"的状态波动，分别在 9~10 时、16~18 时收缩压迅速升高 20~50mmHg，舒张压升高 10~15mmHg，出现 2 个高峰，从 18 时起则开始缓慢降低，于凌晨 2~3 时降至最低，血压由日间的峰值降低 10%~20%，画出一条曲线就像一把勺子一样，称勺形结构。

药物是要不断消化掉的，药理学上就叫做半衰期，即药物在人体内减少一半的时间，经过几个减少一半的时间，就需要补充了。

正如每天重复吃一样菜，时间久了，就会厌倦一样，药物也存在这个问题，服用久了，效果要差一些，临床上叫做药物受体不敏感，就需要换一些药物，过段时间再换过来。

临床治疗既是一门技术，也是一门艺术，药物是为人类健康服务的工具。

第三节　如何防治冠心病

人体到处都是血管，为什么单把心脏的血管拿来说事？还叫冠心病？冠，排在首位，最重要的人或事，如冠军，心脏血管重要性就在于此。冠，力量最大，勇冠三军，心脏虽然只有人的拳头大小，但是它的力量却大得惊人，当人在安静休息的时候，一分钟送出血液约4500ml左右，重量可达4.5kg，一昼夜搏出血液达6400kg。冠，树冠，心脏的血管像树冠一样，密密麻麻，看似无序，却也有序，主干分支清清晰晰。

33

因为心脏是人体最重要的、最辛苦的组织器官，其血液供应也就丰富，需要的营养及氧气也就多，供应营养及氧气的血管也就容易出问题——一些像粥一样的代谢产物附着在冠状动脉血管壁上，阻碍了血液的流动，临床上就简称冠心病。

一、有哪些预警信号

（一）心绞痛

就像树根一样，扎根在土壤中，吸收水分及养料，供应树的生长。心脏血管分左右冠状动脉，分别供应左右心房心室的血液，当血液供应不够的时候，心脏就会发出各种预警信号：胸闷、心悸、心慌、心绞痛等。

在电视或电影中，常常见到这样的情景：生气或争吵过程中，突然一手按在胸前，另一只手取出药物，迅速放入口中，一会儿就缓解过来了，这就是心绞痛典型发作过程和缓解方法。

典型心绞痛发作，常见胸痛、胸闷，心慌，心前区压榨感，甚至有一种死亡即将来临的濒死感，是很难受的；有时放射到左肩、左臂部疼痛，应引起高度重视，提示心肌缺血，心肌细胞张着嘴在等待血液及氧气的供应，时间久了，心肌细胞就坏死了，临床称心肌梗死。心肌细胞梗死了，就像树枝树叶枯死了一样，再救活的可能性就小了。

心绞痛看似是胸痛、胸闷、心慌、心悸等人体表现出来的症状与痛苦，实质是心肌细胞因为缺血缺氧的"呐喊"与"呼救"，是心肌细胞对生命健康提出的最严重的警告。

（二）早搏

心脏分自主神经支配与非自主神经支配两种模式，自主神经就是长期以来养成的规矩，自动地指挥心脏跳动，完成心脏的各项功能，非自主神经按照身体需要进行调控。正常情况下，心脏的自律性是很强的，按照一定的节律、一定的顺序有序地起搏、跳动，不乱也不会随意变动。早搏就是有人破坏了规则，偶有几次，及时调整过来，也是可以接受的，如果乱了套，就不行了，就需要通过各种手段和技巧去制止，直到恢复正常秩序为止。

生活中遇到这种情况会怎么做呢？主持人深吸一口气声音洪亮地发出警告，让秩序恢复正常。早搏也可以采取这种方式，深吸一口气，憋一会儿，刺激了迷走神经，可以终止室上性心动过速发作，让心跳恢复正常，当然还有其他的方式如喝口凉开水，刺激咽喉壁的植物神经；压压眼球刺激迷走神经等等，都是终止室上性心动过速发作的有效方法。当然，如果通过各种警告此人还是不听招呼，继续我行我素，就需要分析情况了，或许很多天没有吃饭了，太饿了，自我约束不了了，这就是临床上常说的病理状态，除了允许他吃饱之外，还要分析原因，为什么会饿成这样，只有分析清楚原因并解决饥饿的原因，才会让他停止这种不守规矩的"早搏"状态。

35

心脏也是如此，本来跳动得好好的，突然变得不守规矩了，对有高血压、糖尿病、冠心病、高血脂的患者而言，心肌细胞缺血是早搏的常见原因，心肌细胞缺血缺氧，饿得厉害，就不会听招呼，不管什么规矩，先抢一点血氧来保持心肌细胞不饿死是第一要素。所以这时候改善心肌细胞的血液供应就是最重要的了，多数患者心肌细胞血供改善后就会恢复到窦性节律，变得守规矩了。长期缺血而又得不到合理的治疗，这时就会演变成心肌梗死，变成顽固性心律失常了，要靠药物或者支架甚至射频消融等方式方法解决问题了。

细心一点，早搏是可以及时发现的：心慌、心悸，摸摸脉搏，像冲浪一样，这时就要去医院了，做做心电图，听听医生的意见了。

（三）室上性心动过速

心脏有四个腔，靠上面的两个腔叫心房，靠下面的两个腔叫心室，下面两个腔负责把血液射出去，需要的力量大，也要厚得多；上面两个腔负责把血液收拢来，倒到下面两个腔里面去，不需要太大的力量，壁也薄得多，这样，心房就要负责指挥与调度，什么时候倒入血液到心室里面去，倒多少？倒出去的不许流回来，一切都在有序地运行着，这就是心脏的工作原理，这种指挥是自发的，站在心房顶端指挥的叫窦房结，由它发号施令，就像端午节划龙舟一样，站在船头的喊着有节奏的口号，指挥龙船前进。指挥出现错误，下面就乱套了，心房乱了，还有机会纠正，心室乱了，就麻烦大了，血液就送不出来，很危险。

站在船头的窦房结指挥错误，或者它附近还有一个声音在同时指挥，心房就会乱跳，血液也不能倒到心室里面去，越急越乱，越跳越快，这就是临床上的室上性心动过速，因为它是心室以上的心动过速。如果不能通过憋气、喝凉水、压眼球等刺激迷走神经来终止发作，就要马上到医院去了，因为时间长了就会出大问题。就像划龙舟一样，到处都在指挥，一阵乱划，不能及时制止并理顺，心脏就像在湖泊里飘荡的龙舟，船是会沉的。

二、如何进行家庭康复

冠状动脉粥样硬化，已经把冠心病的原因解释得很清楚了。水管用久了管子里面会结满水垢，阻断水流，血管也是如此，血管里面结满了像粥一样的物质，阻断了血液在里面的流动，心肌细胞缺血缺氧，就是冠心病的发病机制。

像粥一样的物质是什么呢？主要成分是血脂，血脂由脂蛋白及胆固醇构成，它既是构成人体组织细胞代谢的必要物质，也是供给人体能量代谢的重要能量

37

储存源。春种、夏收、秋藏、冬养，四季更替，这里的藏与养对人体而言就是指的脂肪储存，应对寒冷的天气，所谓"养膘"就是脂肪存储。适度是技巧，少了不行，多了也会损害人体脏器及血管功能。

明白了冠心病的常见原因，家庭康复也要从以下几个方面入手。

（一）饮食

"请客吃饭"，主食是以谷物为主，这就是健康生活方式。但不知从什么时候开始，变成了"请客喝酒"，喝酒就需要下酒菜，下酒菜以高脂肪、高蛋白为主，吃饭变得次要了，甚至不吃饭，只喝酒吃菜，问题就出来了。

冠心病的全称叫冠状动脉粥样硬化性心脏病，受损害的是心脏的血管，始作俑者是高脂血症，血管壁上附着的主要是血液里面的脂肪。脂肪的主要来源就是下酒菜中的高脂高蛋白食物。

"请客吃饭"，要炒几个像样的菜，高脂高蛋白食物也是必要的，说明高脂高蛋白对于人体而言是必需的。进食高脂肪的膳食后，通过胃肠道的消化吸收，血浆里面脂类含量大幅度上升，通常在 3 ~ 6 小时后才逐渐趋于正常。吸收入血的血脂主要成分是甘油三酯和胆固醇，甘油三酯参与人体内能量代谢，燃烧产生能量供人体使用；胆固醇主要用于合成细胞浆膜、类固醇激素和胆汁酸。

血脂过于高了就不行了，代谢不了，就像水管里面的水垢一样，在管道内循环，阻力也大，容易损伤血管壁不说，还容易附着在血管壁上，成为冠心病的主要病因。

饮食是一门技术，也是一门艺术。做得色香味好是技术，吃得健康就是一门艺术。各地风俗习惯不一样，但好客的习惯是一致的，可口的蔬菜、高脂高蛋白类食物、谷物等都要准备好，放一些健康科普书籍在客厅，也是必要的。既要让客人满意而来，又要让客人高兴而归，还要保障客人健康而归，就是技术与艺术的融合。

（二）运动

吃饱喝足了，就要出去走走，消消饱胀，这就是运动。消饱胀的实质就是消化掉一些在血管里运行的高脂类物质。从事重体力活动的人，饿得快，高脂类物质消耗得快。人体活动是需要消耗掉能量的，就如汽车要开动需要能量一样，能量的主要来源就是糖类、脂肪与蛋白质的代谢，人体代谢是一个复杂的过程，主要提供能量的是血液中的葡萄糖，脂肪代谢产生的能量是糖、蛋白质的两倍还多，吃了高脂饮食后不容易饥饿就是这个原因。糖、脂肪、蛋白质之间也是可以转换的，吃饱喝足后，如果不去消消饱胀，不但脂肪不能消耗掉一些，糖与蛋白质还会转化成脂肪，供人体存储，血液中的脂肪含量就会持续增高，血液粘度就高，血管壁容易受伤，也容易沉积在血管壁上，就是冠心病的主要原因。

肠道约人体身高的 6~7 倍，盘曲在腹腔中，进食后的食物需要在肠道消化与吸收，如果饭后立即从事剧烈的运动，一是不能充分提供肠道处理食物的血液供应，二是在剧烈活动的过程中容易嵌顿、套叠，形成急性绞窄性肠梗阻。这在儿童多见，儿童常常喜欢在饭后剧烈运动，尤其在逢年过节及儿童聚集的时候，蹦跳翻滚得正欢的时候，突然蹲在地上，双手按住腹部，卷曲着，喊"肚子痛"，就要警惕急性肠梗阻。

餐后适当运动是养生，工作中的运动是谋生，对从事重体力活动的工作者来说，餐后适当的休息后就要投入到紧张的工作中去，消耗得多，进食量大一些，进食高脂高蛋白多一些，既是工作需要，也是身体需要。尤其要注意的是，一些刚退休的中老年人，工作性质变了，生活习惯及养生习惯也要随之改变，当工作量及负荷降低的时候，营养摄入及运动习惯也要随之变化。临床中发现一些患者，认为工作了几十年，退休后该好好享受生活了，没有及时调整营养与生活节奏，恰恰这几年就是疾病的高发期，不仅没有好好享受生活，还成了医院的常客。

医学上的运动分有氧运动与无氧运动，这在实际生活中不好界定，更不好掌握。以微微出汗及次晨起床后肌肉微微酸痛为度，运动量够了，至于呼吸困难，靶心率等等医学指标，本来就是人体自我限定的标准，超过了度自然会休息一会儿，做做调整。运动的时间也不提倡起得太早，"日出而作，日落而息"就可以了，尤其在寒冷的冬季，起得太早反而对身体健康不利，冷空气刺激，外周血管收缩，血压上调，容易诱发心脑血管事件，同时还有户外运动，穿少了冷，穿多了运动后热，减了衣服容易受凉等一系列问题。

运动是以健康为目的，而不是为了达到某种指标，为了运动而运动。

（三）药物

临床诊断冠心病后，药物治疗是必要的。一般情况下，有了症状才会去看医生，而人的代偿能力是很强的，血管堵塞75%以上才会出现症状（当然不包括冠状动脉痉挛及其他因素），也就是说，冠状动脉只要能够流过25%的血液，都不会引起明显的症状，但这的确是埋在人体内的一颗炸弹，随时可能引爆，堵塞产生严重的后果。

用药的目的是心脏的血液供应能够满足人体各种活动的需要，让血流通畅，血管管腔变大是一种方法，血液黏滞度减小也是一种方法，减少心脏耗氧也是一种方法。管腔变大最常用的方法是减少脂肪在血管壁的沉积，降脂药是需要的；还有一些药是使冠状动脉血管扩张，如血管紧张素转化酶抑制剂、受体拮抗剂、钙离子拮抗剂等；减少心肌耗氧量的药物如 β 受体阻滞剂等等；临床用药专业性很强，需要在医生的指导下使用。

第二章

如何进行偏瘫家庭康复

第一节　脑卒中为什么要
发生偏瘫?

偏瘫最常见的原因是脑卒中（民间俗称中风），包括脑梗死和脑出血，具有发病急，病情凶险的特征。多数人起病前没有明显的征兆，常常是一觉醒来半边肢体动不了了，甚至一觉睡过去了；还有一部分人是在活动中起病，譬如正在吃饭喝酒，一高兴倒在了地上，也有的在打麻将、下棋，一高兴或者愤怒，就倒在了地上，有的救活了，有的就这样离开了人世。急性脑血管疾病凶险就在于此，几乎不给人任何反应的机会，好好的一个人，刚才还在一起工作，转眼间，非死即瘫，不仅是自己很难接受，亲友也是如此。

那么，脑卒中为什么要发生偏瘫呢? 人的大脑是

43

十分精细的，大脑自身是不能产生及储藏能量的，时时刻刻需要脑血管提供营养物质及能量，大脑血管壁很薄，缺乏中层平滑肌，容易硬化，要么血液供应不足，要么血管容易破裂。供血不足血流缓慢甚至断流，断流后就会发生脑梗死或脑出血。脑梗死多见于血管本身的病变，与血小板聚集及纤维蛋白原被激活有关，也即血管损伤后，血小板在伤处聚集，纤维蛋白在伤处形成网状，血管逐渐闭塞了，所供应的脑组织血液阻断了，指挥不了机体的各项活动，瘫痪了。脑出血更容易理解，血管破裂，不但血液供应断了，血液还流向脑组织，浸泡并释放一些有毒有害的物质，脑细胞损伤进一步加重，同时因为脑组织是被颅骨保护起来的封闭的腔，血液溢出来，脑部的压力突然加大，容易把脑组织向其他方向推送，形成颅内高压及脑疝，并且死亡率较高。

第二节　如何知晓脑卒中的危险因素及发病先兆

一、脑卒中的危险因素有哪些？

　　脑卒中，也称中风，形容疾病来如风，突然来临，有哪些危险因素呢？可将脑卒中的危险因素分为高危可控与高危不可控因素两大类。

所谓高危不可控因素是指：①年龄：卒中虽然有年轻化的趋势，但总体上来说还是老年人高发，是一种与年龄相关的疾病，年龄越大发病率越高。②遗传：有这种倾向，有的是家族发病率高，这也不能选择，至少在基因治疗问世以前是如此。③性别：有男性比女性高发的倾向。

高危可控因素就多了，如高血压、糖尿病、心脏病、吸烟、饮酒、高血脂、肥胖、生活习惯、气候等等。

1. 脑卒中与血压 脑卒中的预防中，血压是重要的危险因素之一。然而，对于血压，很多人都只关心其数量的变化，而量变的背后有其质变的必然。

防患于未然，这句话放在任何地方都适用。一个事件的出现，总有起因、发展、高潮与结果等要素存在。卒中对个人来说，是一件要命的大事，也会有一定的原因，只不过没有引起足够的重视。例如对血压的管理，很多人就不以为然。血压在 24 小时内会波动，波动应该在一定的范围，不能太高，也不能太低，理想的血压在 130/80mmHg，理想与现实会有一定的差距，学问就在这个差距里面。譬如有的患者降到理想血压就会不适，就要寻找适合他个人的最适血压，有的还要进行 24 小时动态血压监测，了解血压变化规律，调整服药时间与药物剂型，目的只有一个，保持体内相对稳定的血液流动与重要脏器的血液灌流。对人的大脑来说，地理位置处于人体的最高点，大脑的血管缺乏中层平滑肌的支撑，储藏血液的能力差，脑细胞代谢需要的氧气与营养物质都需要动态的血液循环来维持，一旦短暂的缺血，就会有头昏、头晕、眩晕、眼发黑、视物模糊、乏力、跌倒、走路不稳、肢体麻木等异常信号出现。而稳定的血流，血压的相对稳定是重要的原因之一。为什么说相对稳定？因为影响血压的因素也多，比如24小时日节律的变化、气候、情绪的变化、动脉硬化等等。对可控因素，尤其是药物的治疗必须要坚持，有的患者是感觉到不舒适时就吃药，稍微好一点就停药，有的自己到药店买几颗药对付一下，这不利于健康。有学者把这种血流动力学效应比喻为潮涨与潮落的自然现象：对大脑而言，血压高时，脑血流量就大，大脑细胞就会过度灌注，其极限就是脑细胞水肿、肿胀与变性，临床表现为剧烈头痛、呕吐与意识障碍，医生称为"高血压脑病"，属于急诊急救范畴，这种情况形象地称之为"涨潮"；当然，还有要命、致残的就是脑出血。反之，血压过低，脑血流量就小，脑细胞缺血，时间一长，一些小的支流就会断流，脑细胞因此而坏死，这就是脑梗死的原因之一，也就是患者朋友所关心的CT诊断的"腔隙性脑梗死"的重要原因。这些情况反复出现，即使没有极端现象发生，脑细胞

46

不断坏死，液化，变性，脑功能衰退，老年性痴呆也会提早光临。

保持血压的相对稳定并持续灌流是重要的。任何症状的出现都提示脑组织细胞受到损伤，是需要准确评定并干预的。目前电子血压计普及，一些患者也养成了定时监测并记录血压的习惯，但是也有一些不好的习惯，血压高了就吃一次药，血压不高就不吃药，血压忽高忽低的状态，对脑细胞、脑组织是有影响的。

生命个体适应环境、适应症状的能力是不同的，有的患者血压远远高于正常值，但没有任何症状，人体慢慢地适应了，潜在的危险没有解除，不出问题就没有事，一出问题就是大事件，轻则瘫痪，重则要命。监测血压，仔细体会身体不适的报警信号，及时听听专业人士的意见与建议，是解决问题的办法。

2. 脑卒中与血糖　糖对人而言，是必不可少的。血液中必须要有一定的糖才能维持生命的需要，血液中的糖，就是我们通常称的"血糖"。血糖，也叫人体的燃料，通过"燃烧"产生能量，供给生命活动需要。保持一定的血糖浓度，源源不断地运送燃料"燃烧"产能，生命过程才能得以维持。过低，我们叫"低血糖"，轻则心慌、头昏、乏力、冷汗、胡言乱语等，重则昏迷甚至死亡；过高，即"高血糖"，通常意义上的糖尿病。

糖尿病与脑卒中有何关联呢？高血糖对大脑的影响主要在两方面：其一，对血管的影响，其二，对脑细胞的影响。这其中也有很多假说与推论，还有很多经过实验证实的基础理论研究。我们简单地将"粘苍蝇"原理进行推理，就会明白其中的危害。血糖浓度过高，血液的黏稠度必然增高，血液在血管内流动的阻力也会加大，必然会造成血管壁的损伤，脑动脉缺乏中层平滑肌，损伤会更重，血管越小，管腔越细，损伤越重，一些毛细血管甚至会堵塞（血液黏稠得流不动了），相应的脑细胞、脑组织就缺血、缺氧，结果只有坏死。所以说，高血糖对血管的影响主要是中等大小血管管壁的破坏，细微血管堵塞。血糖浓度过高，在体内燃烧不完全，一些有毒有害的物质就会堆积，也不容易排除到体外，脑细胞长期处于有毒有害的代谢毒物侵袭之中，加速脑细胞的死亡，也是脑细胞序惯性死亡的重要原因。脑细胞已死，脑功能必然衰退，加速老年性痴呆的进程。高血糖对脑损伤的终极情况是脑出血与脑梗死。

看看苍蝇在高浓度糖液中垂死挣扎，想想血糖浓度过高对人体的危害，就会重视对糖尿病的诊治与预防，从而有意识地管理好血糖浓度，推迟终极事件的时间进程表，对自己、对家人都是一件有意义的事。

3. 脑卒中与其他因素

引起脑卒中的危险因素很多。温饱问题基本解决，营养过剩，高脂、高糖、高血压，所谓"三高"又是问题。高糖、高血压前面我们已经谈过，高脂也是动脉粥样硬化的罪魁祸首之一。动脉粥样硬化，脑动脉血管细，弹力纤维缺乏，容易堵塞与破裂出血，是脑卒中的主要原因之一。此外，脑卒中患者性格急躁，脾气不好，"A"型性格居多，有的是一怒而发，有的举杯而倒，因为"麻将"而中风者不在少数，情绪与卒中相关。还有，非瓣膜性房颤可以使卒中患病率增加6倍，风湿热现在较少见，风湿性瓣膜损伤致卒中的危险因素已经广为人们认识并得到有效预防，而非瓣膜性房颤受到重视的程度远远不够，80～90岁脑卒中患者，36%为房颤所致。其他如心肌梗死、无症状性颈动脉粥样硬化、吸烟、饮酒及饮食习惯等都是脑卒中的致病因素。吸烟既是引起动脉斑块增厚的决定因素之一，也会增加血黏度及纤维蛋白原水平，促进血小板聚集并使血压升高；饮酒与出血性脑卒中成量效关系，少量饮酒对缺血性脑卒中有保护作用，大量饮酒易导致脑出血；低脂低盐饮食有助于降低脑卒中的发病率，蔬菜水果的食用对脑卒中的预防有益；对老年人而言，不提倡大量、剧烈地运动，中度运动如每天步行半小时对降低脑卒中的发生有益，剧烈运动可以有害，因可能造成肌肉及骨骼损伤，甚至诱发心脑血管疾病。

以上列举了常见的脑卒中危险因素，关键在于针对脑卒中危险因素的有效治疗、健康合理的生活方式及长期自觉地坚持执行三者缺一不可。

最好的预防措施其实就是生活的规律性与良好的习惯养成。"天人合一"是人与自然和睦相处的最高境界，寒来暑往，季节更替，人的身、心与行为要随自然环境的变化而变化。脑卒中在春夏之交、秋冬更迭之时高发，这是气候对人的适应能力的考验；过嗜烟酒，高脂饮食，动脉硬化之因，脑卒中之祸根。"性命双修"是人与自然修为的高度概括，"性"这里指世界观，对自然、对社会现象的正确认识与适应，"不以物喜，不以己悲"，"恬淡虚无"顺应自然，这是一种心态；"命"指身体状况，调理脏腑，疏通经脉，活动百骸；两者结合与统一，自然就会延年益寿，享受大自然赐予的美好人生。

二、脑卒中有哪些发病先兆

山雨欲来风满楼。脑卒中发生前，一般会有一些异常信号向人们报警，值得重视。脑卒中对人的破坏作用是巨大的，轻则瘫痪，重则失去生命。其关键因素在于预防，防止或推迟这一事件的发生，前面谈到的一些问题就是对卒中最好的预防，也是对"上医治未病"（《黄帝内经》）的具体阐述。当然，我们说推迟或减轻损害不是说这些事件不会来临，因为随着年龄的增长，一些脏器功能必然会衰退，这是自然规律。临床医学是一门实践医学，共性与个性之间永远会出现矛盾，因为人与人之间是不同的，无论从遗传因素，个性气质，还是生活环境都是如此。对脑卒中先兆的临床研究也说明了这一问题。

事实上，脑卒中这一古老的话题，历代医家从来就没有放松过对它的研究。而归纳总结得比较全面地要数清代名医王清任了，他仔细地分析总结了前人留下的临床资料，在《医林改错》中这样描述：有偶尔一阵头昏者，有耳内无故一阵风响者，有无故一阵眼前发直者，有睡卧口流涎者，有无故聪明忽然无记性者，有无故长战、发麻、跳动、抽筋……等症状体征的出现，提示中风在向您招手。并由此而总结了至今还在广泛使用的中风良方：补阳还五汤。此方重在调理气血，活血逐瘀，行气活血，临床运用效果良好。

51

也有人把脑卒中形容为一个巨大的"黑洞"，当人们跳进去就不能自拔，身心备受煎熬，一部分人甚至不能再见光明，这是一个形象的比喻，唯一的办法就是预防，避免跌入"黑洞"中去。现代医学也对此投入了大量的人力物力进行研究，对短暂性一过性脑缺血引起的症状体征进行了专门的研究与长期随访，提出了著名的"三个三分之一"的论断：即反复的一过性脑缺血发作，尤其是在一个月内发作三次以上者，在一年内有三分之一的人会进展为中风，三分之一的人会反复发作，三分之一的人不会发作。

当然，也不是每一个人都会有短暂性脑缺血的先兆症状出现。王清任在《医林改错》中也有遗憾的表述：不痛痒、无寒无热、无碍饮食起居，人最易疏忽。临床中也会出现无任何先兆的中风，尤其是在一些身体好的、无任何症状的患者，所谓"不病则已，一病不起"，这就要注意临床体检了。《内经》云："年过四十，阴气衰半"，也就是我们常常听到的"四十岁以前人压病，四十岁以后病压人"的道理。一些公司每年要组织一次有针对性的临床体检的原因，也在于此，有的朋友没有很好地利用这一机会，很是遗憾。在电影电视中我们常常看到一些镜头，每当患者有不适时就打电话或找自己的私人医生，我们现在的条件还达不到，但可以有一些医生朋友，及时从专业的角度进行解释与判断也是一种有效的方法，而不是等事件发生之后才盲目地找大医院、大医生诊断与治疗，这已经错过了最佳的防治机会，机体已经有不可逆的损伤，或者说已经进入"黑洞"中去了。

第三节　如何进行家庭急救

脑卒中之后，人们容易认为是"闭痧"，或摇晃、或掐人中、或"揪痧"、"刮痧"等。尤其对脑出血患者，掌握一些急救的知识对后续的处理至关重要。

记得，有一位老师傅在门岗上班，刚举起栏杆放行车辆，随即就倒在地上，大家一看情况不好，又是大热天，都认为是中暑，于是抱着摇晃，不醒，又以为是"闭痧"，于是又用硬币"刮痧"，揪颈子等等。最后才想起叫救护车，医生一看是脑卒中（中风），送入医院急救。这样的例子其实很多，身边随处可见，主要原因还是对疾病的不认识。

遇到这样的情况怎么办呢？首先是在第一时间叫救护车，其次才是急救，最好的体位是平卧位，尽量减少搬动与摇晃，送最近的医院。如果是脑出血，剧烈的活动不利于止血，可能加重损伤进而加剧病情。如果病情允许，在最短的时间内做头颅 CT 以明确诊断，病情不稳定先稳定病情后再完善相关检查。

对脑卒中患者而言，对身心的打击都是巨大的，这时候尤其要冷静，情绪对疾病的影响与预后至关重要。一些脑卒中患者，病情在一定时间之内还有一个加重的过程，这是符合疾病的发生、发展、稳定与恢

53

复的过程，更要冷静地面对。

脑卒中之后，脑组织要经历颅内高压、脑水肿、坏死组织重吸收等病理生理变化，治疗也要随时调整。一般来讲，病情的稳定要在半月后，同时还要注意并发症的治疗与护理，当病情稳定之后，就要尽快进入康复治疗。

第四节　如何进行家庭康复

家庭康复是社区康复的回归。患者回到社区，回到熟悉的环境，接触到熟悉的人，熟悉的医生护士及康复治疗师，不仅是躯体的回归，也是心理的回归，利用可以利用的人文环境、自然环境，康复疗效事半功倍。

家庭康复是康复医师综合能力的体现。评估与评定是首要环节，既要有疾病的本身评估，二、三级预防；又要有功能评估，哪些功能存在，可以强化，哪些功能减弱或消失，需要代偿或补偿；环境评估，利用患者熟悉的环境恢复患者各项能力，环境评估中最不能忽略的是人文环境，漠不关心与过度关心都是不利的。其次是制订合理的康复目标与计划，"合理"既要符合客观实际，又要经过系统康复训练与指导能够达成。最后才是计划的实施与检视。

就地取材是康复医师与治疗师的基本能力，包括环境改建。例如：训练患者抓握及分指能力，可以选择质地不同的水杯，从常见的茶杯到纸杯、很薄的塑料杯等，装不同量的水，放到不同的位置，让患者拿起水杯喝水，就训练了患者的抓握能力、转移能力、平衡能力及对指、分指能力等功能训练，利用环境及条件，训练患者手功能，达到手功能康复的目的。

下面谈谈家庭康复的常见问题：

一、误用综合征

误用综合征顾名思义就是错误地使用一些训练方法后留下的综合征，最常见的就是没有经过系统评估与训练，为了更快更好地达到目的，错误地使用了一些方法与技巧，不仅目的没有达到，或在达成目的的过程中留下各种影响功能康复的问题。譬如：常常见到一些患者及家属为了患者早日步行，在脚掌栓一根绳子，患者或者家属提着绳子一步一步地行走，结果是患者步态呈画圈步态，肌张力异常增高，为下一步的功能康复埋下隐患，既要纠正异常增高的张力，又要纠正异常步态最重要的是要纠正已经养成的异常行为模式，就更困难了，因为一种异常的行为模式在不断地强化中已经形成固有的模式了，事倍功半往往还没有良好的效果。所以，误用综合征不仅仅是纠正一个异常行为模式这么简单，先要去掉异常模式再重建新的模式，而改变一个已经养成的习惯是很难的。

二、失用综合征

失用综合征是问题的另一方面。中风了，患者怕动，患者家属也怕患者活动疾病发生变化或者加重，阻止患者进行力所能及的活动，有的甚至认为这就是尽孝心的表现：患者过着衣来伸手，饭来张口的日子，大小便也使用尿不湿等。三天不动，肌肉萎缩，三周不动，骨骼萎缩，还不包括一系列的其他并发症或合并症，如直立性低血压、压疮等。"运动是生命之源"，绝对制动是有害的，在动与不动之间的度的掌握是需要专业评定与技巧的，分辨哪些是患者可以独立完成的，哪些是需要帮助完成的，哪些是需要借助辅具完成的，哪些是患者完成不了的，很重要，这是家庭康复的重要内容。

家庭康复的核心内容就是通过专业的指导，让家属加入到患者康复训练中来，这就是亲人同训，让患者的亲属或家属、陪伴掌握一些康复的技能技巧，参与到康复训练中来，达到康复训练的目的，促成患者早日康复，回归家庭与社会。

三、中风手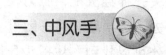

中风手是偏瘫患者最常见到的问题，也是很痛苦的。表现在肩、臂、手臂、手指等肿胀，疼痛，严重者甚至溃烂，这种疼痛是难以忍受的，在康复训练中，一些患者是拒绝触碰这只"痛手"的，患者的痛苦溢于言表。

中风手发生的最主要的原因是中风后，患者偏瘫手失去神经支配，肌肉收缩无力，在重力作用下，血液、淋巴、组织液不能回流，坠积在手的远端，交感与副交感神经功能缺失与不协调，尤其是交感神经，引起疼痛，这种疼痛是剧烈的，也是难以忍受的，用患者的话讲：心慌暴躁、心神不宁、失去理智。还有的患者讲：要是砍掉多好呀。这就是患者痛苦的言语描述，任何语言都不能真实反映患者的实际痛苦。

中风手的家庭康复最重要的是预防，Bobath 手法治疗效果较好：患者健侧手手指交叉握住患侧手，患侧手大拇指在外侧，慢慢带动患侧手举过头顶，坚持半分钟左右慢慢放下，十次为一组，每天坚持做十组，十组分散到早中晚的时间中去，会起到较好的效果。

中风手家庭康复治疗最重要的是了解发病原理，

57

就可以随处取材。主要原理是失去神经支配，肌肉收缩不了，指端血液、体液回不去了，帮助它回去就可以了。比较宽一点的橡筋带随处可以找到，从指头开始缠绕，慢慢地缠绕到手背，就可以把血液、体液驱回去了，肿胀也就减轻了；休息及睡觉的时候，肿胀的肢体抬高一点，在重力的驱动下，也会减轻肿胀的；用冰袋、热水袋交替刺激肿胀的肢体，有利于激活神经传导通路，促进神经康复等。

四、肩关节脱位

肩关节应该是人体最复杂的关节了，也是人体活动量最大的关节，凡是有需要用手的地方，几乎都有肩关节参与。肩关节脱位最主要的原因还是失去神经支配，肌肉收缩力缺失，上臂及手臂在重力作用下肩关节脱出来了，时间一长就出现问题了。肿胀与疼痛是最核心的问题。复位的最佳方法还是前面谈到的Bobath手法，重点还是在于预防，减重及肢具的使用需要专业人员的家庭指导。

五、偏瘫步态

偏瘫步态也称划圈步态，是偏瘫患者特征性的步态。日常生活中常见一些患者行走在街道、公园，行走的时候，身体向一侧倾斜，对侧下肢画着圈，艰难地前行，遇到梯坎或者障碍物的时候，就需要帮助。

偏瘫步态形成的主要原因是中风，家庭康复中注意训练是可以纠正的。因为各地康复资源不一样，认识不一样，加上经济等原因，偏瘫患者回归家庭的时期不一样，康复结果就千差万别。临床上最多见的是不能正确评定康复分期，制定正确的康复计划与方案，错过了最佳康复时期。一般来说，偏瘫后要经历三个阶段（康复医师分六阶段）：软瘫期、硬瘫期、恢复期，每一个期有其特点，也是为下一个期打下基础。不能正确评价，为了尽快好转而提前进入下一个阶段，反而会把事情搞砸，偏瘫步态就是如此。卒中康复就像小孩学习走路一样，当还不能站立的时候就让他走，结果肯定不好，就会有其他肌群帮忙，通过身体的侧倾，腰部肌肉的代偿来完成走路的动作，就是常常见到的偏瘫步态。

要能够走路，先要坐得稳，坐稳了之后，就训练站立，站立稳了后才训练走路，因为着急，家属和患者常常就跨越了这些基本过程，道理简单，但实施起来有困难。有的专家直言不讳地说：偏瘫步态就是没有经过正规康复训练的结果。

纠正偏瘫步态家庭康复能够做哪些事呢？可以做一只"丁"字鞋，找两块硬一点的小木板呈倒

59

"丁"字钉在鞋底部，患者休息或者睡觉时穿在脚上，可以纠正足内翻。可以定时进行足跟的跟腱牵伸，防止跟腱挛缩。在床上做做搭桥训练，肩背及双足用力，腰部及臀部悬空坚持 1 分钟左右，等等。定期到专业机构进行评估，指导，制定家庭康复方案。

六、平衡功能障碍

平衡功能障碍是容易忽视的问题，患者从偏瘫到行走，情绪也从沮丧到兴奋，想早日摆脱困境，独立行走。有一位患者，经过几个月的康复训练，走起来了，但平衡功能测定还较差，急着要出院，且不听劝阻。出院后，坚持独立行走，既不要家属扶，也不要手杖，晚饭后外出散步，踩到一粒小石子，跌倒了，股骨颈骨折，又只有手术治疗。

人体平衡分静态平衡与动态平衡，受多种因素制约，与感觉、视觉、听觉（内耳前庭）及协同性运动模式有关。坐得稳、站得稳不一定就走得稳，慢走稳定不一定快走就稳定，最常见的就是小孩子，慢走的时候很稳定，一跑起来就摔跟头，但中风患者多数都是老年人，一摔跟头就会出问题。中风患者早期行走的时候配置一根手杖是必要的。

七、中风后进食问题

部分中风患者饮水后立即呛咳，剧烈地咳嗽，亲人或朋友自觉或不自觉地站在背后帮忙拍拍背，直到呛咳缓解。为什么呢？水喝到气管里去了。

进食一般分口腔前期、口腔期、咽期等几个阶段，口腔前期就是解决吃什么的问题，包括食材的准备、烹饪，患病的老人常常会提一些要求：想吃点什么东西，家属亲友就要动脑筋了，这些食材怎么做才能既满足患者的需要，色香味能够达到需求，同时还要安全。口腔期是解决如何吃的问题，一些患者尤其是高龄老年患者，牙齿不好，食物在口腔要经过磨碎、搅拌、推送等过程，任何一个过程有障碍就会影响进食，所以我们为有吞咽障碍的患者准备的食物也遵循这样的原理，有一定黏稠度的团状食物，软而富有营养、易消化是基本的。把需要患者磨碎、搅拌、推送的一些过程简化一些，作为阶段性治疗是必要的，但不能依赖。当评定患者能够独立完成本阶段进食的时候，要及时予以改进。

咽期是很重要的时期，也是关键时期，因为前两期的失误都还有弥补的措施与手段，重新购买食材与加工，口腔期完成不了的，还可以通过一些手段从口腔里掏出来等等。而咽期就不可以了，食物下去的唯

61

一正确通道是到食管及胃里面，误入气管是要命的事。

食物去哪里了？在咽喉部有一个重要的结构——会厌，收集各种信息，决定食物的路径，当其判定是食物来了的时候就会关闭气道的入口，让食物进入到食管，所以进食的速度也很重要，"狼吞虎咽"是不适合于有吞咽障碍的患者的。这在生活中也时有发生，兴奋、激动或其他原因为了节约一点时间结果造成严重的后果。

会厌关闭的条件是得到相关的信号，并且能够正确解读并综合协调地去完成，这句话涵盖很丰富的内容。首先是得到正确的信号，需要神经系统良好，多数中风患者神经系统是受到损伤的；临床上分真性球麻痹与假性球麻痹，真性球麻痹是指支配咽喉部的神经肌肉组织受到损伤，麻痹了，吞咽功能受到影响；假性球麻痹指大脑的相关组织受到影响，指挥不了吞咽相关结构与功能；为什么叫球麻痹呢？指挥吞咽功能的结构在脑干部分，形状像一个球，无论何种情况，麻痹了，就会影响吞咽功能。

如何进行家庭康复呢？首先是要进行功能评定，最简单的办法就是三杯水试验，三杯温热水，第一杯约10ml，第二杯约20ml，第三杯约30ml，喝下第一杯后间隔一会儿，看看有没有呛咳的情况出现，如果没有，再喝下第二杯，如果还没有，再喝下第三杯，如果三杯水都没有问题，再进食；如果有问题，随时要终止进食，否则极容易误入气道，窒息，后果严重。其次要进行冷热食物交替刺激咽喉部，热天可以用冰糕刺激咽后壁。再次是食物准备，尽量黏稠一点的食物，缓慢推送到咽喉部，给予足够的时间与空间刺激咽喉壁，达到会厌关闭的目的。

如果在进食过程中，突然出现胸闷、气急，呼吸困难，应及时打"120"送到医院进行救治。

第三章

骨和关节疾病家庭康复

第一节　如何防治骨折

一、老年人骨骼有哪些生理特性

　　中老年人到了一定的年龄以后，生理状态逐渐进入衰老阶段，表现在代谢、内分泌、发育等各系统功能的衰退，其中骨骼方面的变化更为明显。

　　老年人骨的生理特性使老年人容易发生骨质疏松，这使得老年人的骨骼变得异常的脆弱，即使在日常的活动中也非常容易发生骨折。老年人骨骼的生理变化主要体现在这五个方面。

1．老年人的骨组织发生了生理变化

　　人体的骨骼有两种不同的形态。一种是矿物质化的骨骼组织，在骨的表面，非常致密、坚硬，并且抗

压、抗扭曲的能力很强，叫骨密质；一种是坚硬的蜂窝状结构，在骨的内部，由许多交织成网的骨小梁组成，与骨骼的代谢有关，叫骨松质。骨骼的两种不同特殊的结构使骨骼保持坚硬的同时又减轻了骨骼的重量。

但是，随着年龄的增加，骨密质会逐渐变薄，骨小梁也逐渐变少、变细。在医学上，当骨密质和骨小梁减少到使骨结构退化时，被称为骨质疏松。这样的骨骼抗压、抗扭曲的能力下降，使老年人骨的脆性增加，从而更容易发生骨折。

2. 老年人的钙代谢发生了变化

骨骼系统是一个巨大的矿物质储存库，而钙在构成骨骼的矿物质中最为重要，是稳定骨骼结构的关键。人体97%的钙都储存在骨骼里，并且需要不断的更新和存储，只有钙的排泄、摄取、流失、吸收处于一个平衡的状态时，才能构建出健康的骨骼。

然而老年人，因为其各器官功能的减退和新陈代谢速度的减慢，钙代谢容易出现负平衡。也就是随着年龄的增加，钙的丢失会超过钙的吸收。如老年人胃肠道吸收钙的能力下降、肾脏系统排出钙的能力失调等等都会导致钙的流失，从而使骨骼的骨量减少，发生骨质疏松。

低钙摄入在骨质疏松的膳食危险因素中，是最重要的因素，特别是绝经后的妇女，更容易发生骨质疏松。

3. 老年人维生素D代谢发生了变化

维生素 D 对儿童的生长发育起着很重要的作用，它促进了骨骼的生长和钙化。如果缺乏，可导致儿童佝偻病的发生。对于成年人而言，维生素 D 仍然非常重要：通过促进胃肠道对钙磷的吸收，来达到骨的矿化。

一旦老年人缺乏维生素 D，胃肠道的钙磷吸收就会减少，骨钙的沉积也会减少，这样一来就容易引起骨质疏松和骨质软化病症。

维生素 D 的摄取主要是通过吃富含维生素 D 的食物来获得的，如蛋黄、奶酪、动物的肝脏等。因此偏食会导致维生素 D 的缺乏。除此之外，许多老年人不爱或不能进行户外活动，长期呆在家里或者是养老院里，阳光照射不足，维生素 D 合成减少。这也是老年人维生素 D 缺乏的一个重要原因。

4. 老年人甲状旁腺和钙降素的改变

适当的甲状旁腺激素可以促进小肠和肾脏对钙的重吸收，增强骨对钙的吸收能力，但过多的甲状旁腺激素会促使骨骼中的钙向血液转移，导致骨吸收加快，从而使老年人骨的丢失。

血浆甲状旁腺激素水平随着年龄而增加，当其血浆浓度超过一定的范围的时候，就产生与年龄相关的失平衡，也就是骨的吸收大于骨的形成。久而久之，导致骨质疏松的发生。所以老年人的甲状腺激素水平较高，也是导致老年人发生骨质疏松的一个重要原因。

降钙素也是甲状腺分泌的一种多肽类激素。它能降低血钙浓度、抑制骨的吸收，使血液中的钙离子向骨骼中沉积，进而在骨骼形成的同时抑制骨分解。骨质疏松患者的降钙素水平很低，所以骨质疏松患者常补充降钙素。

5. 老年人性激素与生长激素的改变

男性的睾酮和女性的雌激素对维持正常的骨小梁和骨皮质很有必要。婴幼儿和青少年若性激素分泌不足，会影响骨的生长和发育。对于成年人，性激素仍然起着促进生成新骨质的作用。

然而中老年人，性腺功能下降，性激素缺乏，会加速骨的吸收和骨质疏松的发生，骨折风险显著增高。所以性激素的缺乏是老年人骨质疏松最重要的原因之一，尤其是绝经后的妇女，雌激素明显下降。

同样，生长激素对骨骼的生理作用也可使骨骼成熟、变粗、变长。血浆的生长激素水平会随着年龄的增加而降低，所以这对老年人的骨骼非常不利。

67

骨骼的生理状态总是随着年龄的增加悄悄地发生变化，变得脆弱、不堪一击。虽然这是一种很自然的、不可避免的生理现象，但是，它对于老年人的危害却是不容小觑的。了解这一点并做好相关的预防措施，非常的重要。

很多老年人并没有意识到自己骨骼的生理变化，通常要在发生骨折后，才知道自己发生了骨质疏松。所以，我们在平时就应当注意，多吃富含钙磷、维生素 D 的食物，适当补充相关激素，多进行户外活动，不要做强度大的活动，以此来保护好自己的骨骼。

二、老年骨折有哪些常见原因及 预防方法

对于青壮年来说，骨折通常需要外界一定的暴力才能造成。而老年人的骨折是因为骨骼矿物质生理性减退、骨量减少导致的。65 岁以上的老人年龄每增加 5 岁，发生骨折的几率就增加 1 倍。这种骨折即使在无明显外力或者很轻微的外力下就可以发生。所以这要求老年人能了解导致骨折的常见原因以及预防这些原因的方法。

导致老年人骨折的最常见的两个原因是骨质疏松和跌倒。

1. 骨质疏松 骨质疏松是引发老年人骨折最主要的内在原因。

人体内各种与骨代谢息息相关的激素、无机物，随着年龄的增加，出现了重大变化，因而骨代谢也发生了变化，尤其是骨量的变化：人类在 30 ~45 岁时，骨量达到巅峰并能保持稳定；45 岁之后，骨量开始逐

渐减少，特别是女性，在绝经之后，骨量将大幅度减少；到了 70 岁，骨量丢失可达 40%～50%，轻微的外力即可导致骨折。

骨量的减少使老年人的骨微观结构退化、骨的脆性增加，容易发生骨折，这就是老年人最为担心发生的骨质疏松。

患有骨质疏松的老年人不再有能力承受日常生活所需要的身体负荷。这不仅给老年人的生活带来许多不便和麻烦，而且使得老年人非常容易发生骨折，其危害甚至可能会危及到生命。所以绝经女性和老年人都应该注重骨质疏松的预防。

2. 如何有效防治骨质疏松

（1）一级预防：骨质疏松并非只在老年人中出现，一些青少年、成人也会发生骨质疏松，特别是有遗传基因的高危人群，所以一级预防应该从儿童、青少年抓起。

骨质疏松的预防是一个长期、坚持的过程。婴幼儿与青壮年应从营养的膳食和健康的日常生活方式上注意。多食富含钙磷的食物，例如虾、海带、鱼、豆类、乳制品、牛奶、鸡蛋、芝麻、瘦猪肉、绿叶蔬菜、瓜子等；多接受日光浴，坚持体育锻炼；不吸烟喝酒，少喝浓茶、咖啡和碳酸饮料。

（2）二级预防：人到中年，特别是绝经后的女性，应每一年都进行一次骨密度的检查。若发现骨量加速减少，应在医生的指导下进行长期雌激素替代治疗，

69

同时还应坚持长期的预防性补钙。此外，还要注意治疗与骨质疏松有关的疾病，如慢性肾病。有效、安全地预防骨质疏松。

（3）三级预防：对严重的骨质疏松患者，应积极地进行抑制骨吸收和促进骨形成的药物治疗。同时加强防摔、防绊、防碰等措施。

对已经骨折的患者，应采取手术后固定、早期活动、营养、理疗等全面治疗，以促进骨骼的愈合。

3．跌倒　跌倒是引发老年人骨折最主要的外在原因。

老年人因为自身的年龄特征，如肌力减退、步态功能障碍、视力障碍、平衡障碍、认知障碍、日常生活能力减弱、关节炎等，较青、中年人更容易跌倒。每一年大约有30％的65岁以上的老人发生跌倒。

跌倒对于老年人来说，其危害是不容小觑的。跌倒的次数越多，发生骨折的风险就越大，而每一年因跌倒而死亡的老人也不在少数。

有研究表明，以前跌倒没有造成损害往往对以后跌倒带来的伤害有所影响。所以了解如何预防跌倒对老年人来说是非常必要的。

4．如何正确地预防跌倒

（1）一级预防：一级预防的目的是为了防止跌倒和跌倒引起的骨折或其他损伤。一级预防是通过补充维生素 D。

①补充维生素 D：维生素 D 的缺乏与老年人向前跌倒密切相关。而此举通过改善老年人的反应时间、体能和平衡，来降低老年人跌倒的几率。建议老年人群每天补充维生素 D 至少1000IU。

②训练：长期以来，训练都被认为是一级预防最重要的手段。对平衡、步行以及肌肉进行训练，可以减少老年人跌倒的次数。

患者可以在家中借助稳定的椅子，参照表3-1 和表3-2 进行力量和平衡的训练。

表 3-1　力量训练

上肢的力量训练	上臂外展：坐在两边没扶手的稳定椅子上，双脚放在地面上，双上肢放在身体两侧，然后抬高双肢与肩齐平，尽量保持1秒，然后放松，双上肢回到身体两侧。这样重复8～15次。之后上肢可以负重，然后逐渐增加重量。
	屈肘：双手抓住某个有一定重量的物品交替屈曲 8～15 次，开始重量较轻，之后可以根据自己情况，增加重量。
下肢的力量训练	伸膝：坐在两边有扶手的稳定椅子上，双脚放在地面上，然后向前抬足直到达到与髋同高的水平，尽量保持 1～2 秒，这样重复8～15次。

表 3-2　平衡训练

平衡	髋外展：单手或双手扶着椅子保持身体稳定，腿向侧方抬高
	伸髋：单手或双手扶着椅子保持身体稳定，腿向后方抬高
	屈髋：单手或双手扶着椅子保持身体稳定，抬腿屈髋
	屈膝：单手或双手扶着椅子保持身体稳定，屈伸膝关节
	屈趾：单手或双手扶着椅子保持身体稳定，用足尖站立 8～15 次

（2）二级预防：针对有跌倒史的老年人，预防上次跌倒带来的伤害和下次跌倒的发生。除了进行上面的力量和平衡的训练之外还可以借助一些辅助设备如髋关节保护器、膝关节保护器等，来达到预防。

（3）三级预防：针对跌倒后有损伤的患者，到医院进行专业的治疗。

5. 老年人起居环境注意事项　老年人跌倒的预防除了这三级之外，其起居的环境也要注意以下几点：

（1）室温最好保持在 20～25℃左右，方便老年人减少穿衣活动。

（2）清除室内容易绊倒的物品，如地毯、电话线。

（3）沙发、桌椅应是稳固的，不能摇晃。

（4）地板和鞋子最好是防滑的，防止老年人摔倒。

三、如何判断是否是骨折以及骨折后的应急措施

老年人的骨折通常是在日常活动中发生的，即使是很轻微的动作或是触碰都有可能发生。及时的发现骨折并作出相应的急救措施对于之后骨骼的治疗和愈合非常关键。

1. 如何判断骨折　软骨或者是骨不再完整或者连续，被称为骨折。

如果老年人在完成某个动作或者被碰撞之后，突

然出现了功能障碍如手腕不能弯曲、下肢不能站立等时应考虑是老年人骨折。大部分骨折的老年人还会出现疼痛、骨折处局部肿胀、皮下淤血等表现，这些症状更能帮助判断是否是骨折。

2. 老年人骨折的应急措施　老年人发现或被发现是骨折后，千万不能乱动，应遵照各个骨头的特点进行相应的应急措施，以免加重受损骨头的不完整性和连续性，使伤势更加严重。骨折后应急措施总的原则是要保持骨折部位两端的稳定，减缓疼痛。对于有其他疾病的老年人，应及时服用相关药物，以免疼痛诱发这些疾病。而最重要的是及时就医或者通知医务专业人员。

老年人常见的骨折部位有髋关节骨折、腰椎压缩骨折、桡骨远端骨折、踝关节的骨折。

3. 髋关节骨折的应急措施　若老年人在摔倒后发现髋关节不能活动，无法站立，此时，不要过度搬动老人，应尽量保持髋关节的稳定，并减少大腿的活动，等待医务人员的救助。若老年人患有心脑血管疾病，还应及时服用药物，防止疼痛诱发并发症。

4. 腰椎压缩骨折应急措施　腰椎压缩骨折也是老年人常发生的骨折，表现为腰部疼痛，下肢难以站立，此时切忌扭动老人的身体，否则容易损伤脊髓造成截瘫，应使老人就地平躺，将衣服、枕头放在身体两侧，固定住脊柱。在搬动的过程中，保持老年人一侧的肩

73

膀和髋部在同一水平面上。

5. **桡骨远端骨折的应急措施**　当老年人手扶地面后，手指不能自主活动，局部疼痛、肿胀，应考虑桡骨远端骨折。此时用毛巾悬吊来保持手掌和前臂的相对稳定，并尽量垫高手掌，防止下垂造成的局部肿胀。

6. **踝关节骨折的应急措施**　踝关节的骨折，应保持骨折脚抬高，防止下垂出现的局部肿胀影响固定。如果患者感到疼痛难忍，冷敷可以止痛的同时防肿，是应急的妙招。

四、骨折后有哪些治疗方法

1. **骨折后一般的治疗方法**　对骨折部位进行复位、固定和功能锻炼是治疗骨折的基本方法。其中前两步，即骨折部位的复位和骨折部位的固定需要医院里的医生进行专业的复位和固定。而功能锻炼，即骨折后的康复治疗则更多的是需要患者自身的努力去完成的。

2. **什么是功能锻炼**　功能锻炼在骨折治疗中有非常重要的意义。功能锻炼的目的是尽可能的恢复骨折部位原有的生理功能，如手指的抓握能力。常常需要患者通过自主活动关节、伸缩肌肉来实现。

3. **为什么要进行功能锻炼**　骨折后的固定，虽然有利于骨骼的愈合，但长期的固定会使局部出现不同程度的水肿和出血，久而久之使组织粘连，关节僵硬、不能活动。功能锻炼通过主动收缩、活动肌肉，促进静脉和淋巴的回流，使出血吸收，肿胀消退，防止关节僵硬。所以，功能锻炼在骨折固定之后即可进行，并且越早越好。此外，受伤部位肌肉反复的主动收缩活动，可增加骨折端的生骨能力、局部肌肉的血流和伤肢的肌力，而这些都非常有利于骨折的愈合和肌肉、骨骼的功能恢复。

4. 怎么进行功能锻炼 功能锻炼分为主动锻炼和被动锻炼两种方式。

主动锻炼需要病人发挥主动能动性，主要以自己锻炼为主。例如肱骨骨折后的功能锻炼，从手的握拳和伸展开始训练，加强手部肌肉的肌力，两周以后再进行肘、肩关节的自主活动。而不能够进行主动锻炼的患者只能由专业医护人员进行局部的被动活动。适当的被动锻炼虽然在一定程度上可以增加关节的活动度，但只有主动锻炼才能有效地防止肌肉的萎缩。所以，功能锻炼应该以主动锻炼为主，被动锻炼为辅。在进行功能锻炼的过程中，病人要耐心仔细、循序渐进、反复进行，特定的时间完成特定的锻炼内容。不能锻炼一段时间，中途放弃，不能只锻炼重点关节而忽视了对相邻关节的锻炼，还不能因为想恢复的心情迫切而过度锻炼。

五、老年人常见骨折部位如何 进行功能锻炼

　　老年人常见的骨折部位有髋关节骨折、腰椎压缩骨折、桡骨远端骨折、踝关节的骨折。了解这些部位骨折的功能锻炼对骨质疏松老人来说非常实用。

　　1. 髋部骨折　髋部骨折是老年人摔倒后最常见的骨折。

　　当下肢的力量由股骨干传递到骨盆时，股骨颈和股骨粗隆这两个部位正是应力改变方向的部位。所以根据骨折部位的不同，可分为股骨颈骨折和股骨粗隆骨折两种。髋部骨折后表现为髋部有疼痛感、髋关节不能自主活动。

　　2. 髋关节骨折的手术治疗　此类骨折通常会采用手术治疗，如果不采用手术治疗，损伤骨不容易愈合并且股骨头也容易坏死。临床上，外科医生根据患者自身的情况选择对应的手术治疗。常见的髋关节骨折的手术有：人工髋关节置换、骨髓外固定、螺钉内固定。

　　3. 髋部骨折的功能锻炼　进行相关手术之后，及早进行功能锻炼对骨骼的愈合非常有利。

　　（1）手术后的第 1~2 天

　　患肢分别进行足趾、踝关节的伸、屈活动，特别是踝关节的背伸活动，其间可做髋关节和膝关节的被

动活动。

健侧肢体的下肢和双上肢进行各关节的主动活动，每天 3 ~4 次。每次 10 ~15 分钟。

（2）手术后第 3 ~5 天

平躺着主动进行髋关节和膝关节的伸、屈活动，每天 2 ~3 次，每次 10 ~20 遍。

（3）手术后第 6 ~7 天

身体直立着主动进行髋关节和膝关节的屈曲活动。

身体直立着主动进行髋关节的后伸训练。

开始髋关节的外展训练，根据自身的情况，可以从被动锻炼到主动锻炼。

（4）手术后第 2 周

以主动锻炼为主要活动，增加活动的范围，可以借助拐杖进行步行功能训练。

（5）手术后第 4 周

扶着拐杖，继续步行训练。

生活自理训练。

（6）手术后第 6 周

将以上活动做渐进抗阻运动。

坐在一定高度的位置，做双小腿下垂的坐姿练习。

（7）手术后第 3 个月

逐渐增加患侧下肢外展、内收的主动锻炼。

膝关节的伸、屈活动。

练习下蹲、马步。

77

（8）手术后3~6个月

如果X线显示骨折已经愈合，可以丢弃拐杖行走。

4. 腰椎压缩骨折　第1、2腰椎椎体在下肢力量沿脊柱向上传递的时候发生形状改变，所以这两个部位最容易发生腰椎压缩骨折。

腰椎压缩骨折的老人感到站立困难、腰部疼痛，此时切忌乱动，以免损伤到脊髓。

5. 腰椎压缩骨折的非手术治疗

（1）卧床休息：但是尽量早期活动以免加重了骨质疏松。

（2）药物治疗：如双磷盐酸、降钙素、甲状旁腺激素等抗骨质疏松的药物，可以降低骨折的风险。

6. 腰椎压缩骨折的手术治疗　切开复位内固定对于压缩骨折的患者来说几乎不怎么采用，一般手术方式有：植骨重建手术、腹膜后入路。

7. 腰椎压缩骨折的功能锻炼

（1）手术后6~8周：平卧在硬板床上，上肢不动，下肢进行主动或者被动的关节活动，防止下肢的关节僵硬。但是需要注意的是，如果没有神经系统的损伤，则越早进行腰背训练越好。

（2）手术8周后：X线拍片若显示椎间骨融合，就可以进行腰背肌的练习，增加腰背肌的力量。且腰背肌的练习要持续一年以上。患者可以根据自身恢复的情况来选择腰背肌的练习方法。

五点支撑法：以患者的头部、两个手肘、两只脚作为支撑点，让下肢、臀背部以及腰部撑起呈弓形。

四点支撑法：同理五点支撑法，身体呈弓形，支撑点为两只手和两只脚。

三点支撑法：同五点支撑法一样，身体呈弓形，但是支撑点减少到只有头部和双足。

俯卧锻炼法：俯卧状态下，头部、胸部和下肢同时向身后抬高，呈反弓形，仅使腹部为支撑点。

8. 桡骨远端骨折　老年人在摔倒的时候，下意识地用手去撑地，此时手腕承受了身体大部分的重力，易导致桡骨远端骨折。

9. 桡骨远端骨折的非手术治疗　桡骨远端骨折的治疗很少需要通过手术治疗，通过手法复位和外固定就可以治疗。

10. 桡骨远端骨折的功能锻炼

（1）手术或复位后 1 周：进行肩关节和肘关节的主动锻炼。

（2）手术或复位后 2 ~4 周

肩关节和肘关节进行抗阻训练。

可以开始做腕关节的屈和伸的功能锻炼。

（3）手术或复位后 6 ~8 周

逐渐加强肩关节和肘关节进行抗阻训练。

前臂旋转的功能训练。

11. 踝关节的骨折 踝关节的骨折也是老年人常见的骨折类型，通常是老年人在行走中摔倒导致的。踝关节骨折后，患者感到踝关节疼痛，局部无法活动。

（1）踝关节骨折的非手术治疗：对于踝关节没有移位或者不需要反复复位的老年人来说采用闭合复位就可以了。

（2）踝关节骨折的手术治疗：需要反复复位或踝关节不稳定的老年人则需要通过切开踝关节进行复位。

（3）踝关节骨折的功能锻炼

复位或手术后1天：尽可能的活动足趾。

复位或手术后2~3天：患侧下肢未被固定的关节进行主动运动。

手术后第1~2周：踝关节、脚趾保持屈和伸的练习；用双拐做步行辅助进行双拐和健康下肢的三点式步行。

手术后第3周：如果此时伤口愈合得比较好，那么可以移除石膏进行脚趾屈训练和脚背屈训练、腿抬高训练以及股四头肌的训练。分别一次15遍，一天4次的训练。用拐杖行走时负重训练。

手术后第6周：负重下行走；每天拆下支具后进行脚背屈、脚趾屈、踝关节的外翻和内翻练习。每天4~5次；踝关节的牵伸训练：跑步牵伸、跟腱牵伸、腓骨肌腱的牵伸、趾屈牵伸。

第二节　如何进行髋关节和
膝关节置换术后康复

一、髋关节置换术如何康复

1. 髋关节置换术后康复　人工全髋关节置换是指全髋关节植入人体来取代病变关节，以重新获得髋关节的功能的方法。当前全髋、全膝关节置换是治疗晚期严重关节炎最有效、最成功的操作。完美的手术只有在结合康复训练后，才能达到最理想的效果。

2. 人工全髋关节置换术后康复的原因　由于关节置换手术很大，可引起不同程度的全身反应，早期康复治疗，可促进器官和系统的尽快恢复。术后局部可形成组织粘连，失去弹性；长期制动会使肌肉萎缩，骨骼疏松，关节僵硬，肌力下降；同时，因为血流缓慢，易造成下肢深静脉血栓形成。因此，术后积极的训练，可以防止上述并发症状。

3. 髋关节置换术后常见并发症

（1）术后脱位：是全髋关节置换术后主要并发症。假体脱位的原因很多，主要有：股骨切除过多、老年人髋关节周围软组织松弛、术后处理不当或术后肢体姿势放置错误等。

81

（2）深静脉血栓形成：是最严重的并发症，可继发肺栓塞、脑栓塞等而危及生命。如果没有预防性治疗，40%～60%的患者可形成深静脉血栓。其形成的原因有：血行缓慢，血液高度黏稠，静脉血管阻力加大等。老年患者、长期卧床、虚弱等都是增加深静脉血栓形成的重要因素。

（3）疼痛：原因是人工股骨头太大、松动、移位而刺激肌肉、局部感染等有关。早期负重也是原因之一。一般轻微疼痛可以慢慢缓解，中度和重度疼痛需用镇痛药。

（4）假体松动：假体松动是人工关节置换术失败的最常见原因。主要原因是骨水泥性能差以致假体和骨水泥分离。临床实践证明，通过改善骨水泥假体材料、提高设计技术、药物治疗、早期康复是可以延缓或防止松动的。

4. 术前康复准备

（1）心理准备，减少手术的恐惧和心理压力。

（2）深呼吸练习，以减少术后肺部感染的发生，清除术中麻醉时肺大量分泌物。

（3）防止血栓形成，可以穿弹力袜，术后有助于改善脚部和腿部的血液循环，减少血栓形成的风险。

（4）髋关节和膝关节活动的肌肉力量训练的准备。

（5）重视术前及术后康复指导患者正确的转移，培训拄拐杖、扶坐轮椅的正确方法。

5. 术后康复目的 通过功能锻炼，防止髋部组织粘连和挛缩，止痛，预防并发症，恢复关节正常活动范围，加强关节周围肌肉力量，恢复关节的稳定性，重新获得髋关节日常活动的功能。

6. 术后前 3 天的康复锻炼 由于出血、手术创伤、及麻醉引起胃肠功能尚未完全恢复，患者可能会很虚弱。同时会感到伤口疼痛，手术侧大腿肿胀。因此，在这一阶段的病人应该静养，局部冷敷，服用止痛药，少做大幅度的运动。

（1）维持病人正确的姿势：要保持患肢脚尖向上，不向左右偏斜，可以穿"丁"字鞋，可以防止术后发生关节脱位。具体方法是：躺在床上，手术侧肢体垫软枕，使髋关节可以稍微弯曲，三角形枕头放在两腿之间，使髋外展。在第二天可以在床头部分逐渐抬高，取半坐位（30°），注意开始坐的时间不宜太长，从 5 分钟内开始，逐渐增加至 30 分钟。如果觉得头晕、心慌、呕吐、出汗等，不要惊慌，可能是由于病人长期卧位，不适应坐位。你可以降低床头高度或者平卧至到症状消失为止。

（2）脚背做上勾和下伸练习：躺在床上，保持膝关节伸直，脚尽量上勾，到最大范围时保持这个姿势 6 秒钟，然后放松，再用力向下伸，到最大范围时保持这个姿势 6 秒钟，然后放松，以上动作重复 20 次，每天 3 遍。每次练习时病人应感到腿部肌肉的绷紧。这

83

个练习的目的是下肢深静脉血栓的预防。通过训练，下肢肌肉功能就像一个"泵"把血液输送回心脏。手术后，肢体如果没有活动，可致下肢静脉血流速度缓慢、黏稠，导致深静脉血栓形成。一旦血栓脱落，可引起心脏、肺、脑等器官梗死，危及生命。

（3）下肢按摩：从患侧足背开始依次向大腿按摩，每次按摩 10 分钟，每天反复多次。按摩时动作要轻柔，不能引起病人疼痛。按摩可以由病人家属完成。目的是促进下肢血液循环，降低下肢深静脉血栓的发生率；减轻病人的痛苦，增加舒适感。

（4）健侧下肢运动：在正常情况下，术后第二天，如果病人一般情况良好，可进行关节活动练习。方法：平躺或半坐在床上，依次练习踝关节、膝关节和髋关节，向各个方向运动到最大范围，每天反复训练。在练习过程中，患者可以根据自己的感受，以确定运动量，并逐渐增加运动强度。通常是让病人在踝关节上方绑一个沙袋（沙袋的重量根据每个人的具体情况来决定，并逐渐加大重量），再做髋、膝关节各个方向的运动。如果做踝关节运动，应该把沙袋绑在脚背上。

（5）患肢肌肉力量练习：三天之内，建议病人做肌肉的收缩。运动可以提高病人的大腿和小腿肌肉的强度，减少肿胀，同时也不增加痛苦，因为在练习中，肌肉收缩但关节保持不动。肌肉力量练习需要坚持，这样才可能达到目标，如果每天只有三五次，只做几

84

天，效果肯定不明显。

股四头肌锻炼：股四头肌位于大腿前部，它可以固定患者的膝关节，也可以帮助伸直膝关节。长期卧床的病人的大腿变细，主要是因为股四头肌萎缩。因此，术后应早期锻炼股四头肌肉的力量。具体方法是：躺在床上，把大腿紧绷，膝关节伸直，膝盖向床的方向压，感觉到已经用到最大力时，保持这个姿势6秒钟，然后放松10秒，重复10次，每天反复数遍。

臀肌锻炼方法：夹紧臀部，两侧臀部收缩到一起，保持6秒钟，然后放松10秒，重复10次，每天反复数遍。

腓肠肌训练：腓肠肌在小腿后面。具体方法：坐位保持膝关节伸直，尽力让小腿绷紧，用力到最大限度时维持6秒，重复20次，每天反复多遍。建议病人在任何时候如果你想做就可以去做。因为在早期没有其他事情可以做的。

7. 术后第4~7天康复锻炼 术后第四天开始，患者能够自己进食，疼痛逐渐减少，身体一天比一天好了，这时可以做更多、更强的锻炼。在这个阶段，前面的训练仍然可以进行，尤其是肌力训练，因为肌力的强弱对日后的功能具有至关重要的意义，而肌力训练又是一个长期的过程，只有坚持每天训练才能达到一个较高的水平。在这个阶段，可以进行以下锻炼：

（1）持续被动关节运动-CPM，CPM机可以帮助病人轻柔地使关节伸直、屈曲。大量的研究表明，CPM 在人工关节置换中的作用有：①预防关节僵硬，增加关节活动范围。②减轻疼痛。③消肿。④能减少手术后深静脉血栓形成的发生率。住院期间，医生一般会让病人一直使用本机，出院后患者还可以租借回家使用。

（2）髋关节被动运动：在术后第四天开始可以在床上做髋关节被动运动。运动是可以由医务人员、家属或健侧身体帮助完成。方法是：

髋关节屈曲：采用绷带，绷带长约 1 米，一端套在脚上，另一端握在手中，用手的力量，把下肢拉离床面，在刚开始抬时不要抬太高，以后逐渐增加高度，最大不超过 70°。也可以用健侧小腿托起患侧小腿，向上慢慢抬高。以上动作均用力拉到最大限度时维持 3 秒，重复 20 次，每天反复多遍。也可以考虑用枕头或被子放在大腿下面，把腿垫高，维持 20 分钟，一天 2 次，以后逐渐增加高度，使髋屈曲角度逐渐加大。

髋关节伸直：仰卧位，患腿尽力伸直。

髋关节外展：仰卧位，把患腿摆放在身体中线外约 20 ~30 度。在活动过程中必须注意：患侧下肢完全放松，不用一点力量为宜；活动时动作要轻柔缓慢，不产生一点疼痛；从小到大的活动范围；髋关节不要向内侧或发生旋转运动。

（3）膝关节训练：患侧膝关节下面垫枕支撑，让

86

患者小腿抬离床面做伸膝的动作，活动到最大限度6秒，放下来休息一下，重复20次，每天反复多遍。在家属或康复治疗师的帮助下，把身体从患侧外移到床边（注意禁忌患腿内收），让小腿自然挂在床边，让膝盖慢慢向下弯曲，直到90°。在移动时，我们应该注意避免大腿旋转。

（4）抬臀：用双手支撑身体，臀部抬离床面，用力拉到最大限度时维持6秒，重复20次，每天反复多遍。

（5）仰卧到坐位转移训练：患者躺在床上，患肢放在外展位，然后伸直患肢，屈曲健肢，用双手支撑慢慢坐起，再移动身体从患侧方向坐到床边，注意大腿不得旋转，髋关节屈曲不得超过90°。让病人双足下垂，坐在床边。如果病人感到患足难受，可以把一个矮凳放在床的旁边垫脚，当双足下垂习惯后，再去除凳子。在坐起的过程中，注意观察患者有无心慌、头晕、出冷汗、恶心等不适症状，如果有则立即躺下，一般症状就会消失。当病人体质虚弱或久卧时，也可以采用慢慢抬高床头的方法。先把床头抬高30°，维持5分钟过后，如果患者没有不适反应再逐渐抬高床头，时间逐渐增加到每次30分钟，每天增加10°~20°，直到70°。训练最大的危险是人工髋关节脱位，因此在训练的过程中必须保证髋关节没有旋转，屈曲不超过90°。

(6) 髋关节周围肌力训练

髋内收肌：位于大腿内侧，患者仰卧在床上，患侧大腿先放在外展位，家属用手放在大腿内侧，给以向外的阻力，再让患者用力向内侧抵抗阻力，注意家属的力量要足够大到不让患肢移动。

髋外展肌训练：位于大腿外侧，方法同内收肌训练，只是家属给力方向相反为大腿外侧，让患者向外侧抵抗阻力。以上训练均让患者用最大力量维持6秒，重复20次，每天反复多遍。训练时患肢不得超过人体中线，不得有疼痛产生。

(7) 悬腿练习：见膝关节练习。

(8) 坐位横向转移：向患侧移动时，应先移动患肢在外侧，然后用双手支撑床，移动臀部和健肢。移向健侧，方法同前，方向相反。训练时患肢不得超过人体中线，不得有疼痛产生。

(9) 坐站转移：患者坐在床边，双手扶椅，利用健肢和双手的力量站起，站立时可用健腿完全支撑，患腿一点都不负重。

8. 术后第2周的康复锻炼 关键是要加强患肢没有负荷时的自我运动，扩大关节活动范围，进一步提高肌肉强度，提高床上移动的能力。

(1) 髋关节屈伸练习：进行患侧髋关节在无痛范围内的自我屈伸练习，髋关节屈曲度小于70°。

(2) 加强臀部肌肉力量训练

髂腰肌训练：仰卧床上，先用健侧足把患腿上抬，尽量患足用力，健足在患足无法完成时予以帮助，逐渐减少帮助让患足独立完成，直腿抬高度数为30°，每个动作保持6秒，重复20~30次，每天反复多遍。

髋关节外展训练：让患者仰卧，患肢向外侧运动，再回到中立位置，每次活动到最大限度，保持6秒，重复20~30次，每天反复多遍。

（3）继续加强床边体位转换，包括卧坐转移、坐站转换等，方法同前。

（4）站立练习：可先扶物站立，然后逐渐减少扶助，直到健侧单腿站立，患腿不负重。维持10分钟左右，每天反复多遍。

9. 术后第3周的康复锻炼 这个阶段病人可以选择家庭康复训练，也可以选择去专门的康复中心。这一阶段的重点是继续加强前康复训练效果，提高日常生活自理能力，患腿渐渐恢复的承载能力，加强步行训练。

（1）空踩自行车活动：仰卧位做双下肢抬起，像踩自行车一样空踩3~5分钟，每天反复多遍，患髋关节屈曲应严格限制在小于90°。

（2）髋关节训练：①患者站立位，双手握床栏或椅背，患侧膝关节屈曲，逐步抬高患腿。注意膝盖不高于臀部以确保髋关节活动范围小于90°，身

89

体站直。②下肢伸直尽量向后伸上抬，注意身体不要向前弯。

（3）步行训练：用助行器或腋杖辅助，让病人练习行走，患侧肢体的负重不得超过 15kg（用秤称量）。一般第 3 周负重为 1/4 体重，第 4 周为 1/2 体重，第 6 周为 3/4 体重，第 8 周为全负重。注意正确的走路姿势，可以一边观察正常人行走，一边纠正患者错误的姿势。

10. 术后第 4～6 周的康复锻炼　练习的重点是进一步提高前三周的训练效果，进一步改善患髋的活动范围，提高患髋的负重能力，使髋关节的功能逐渐恢复正常水平。

（1）股四头肌抗阻练习：仰卧，双腿伸直，直腿抬高训练同前。当患者能自如完成后，可以逐渐提高强度，一般在下肢的踝关节绑一定重量的沙袋，沙袋重量以患者刚好能完成动作为适度，并逐渐增加重量。

（2）髋关节外展训练：健侧卧位，向上抬患腿，方法同前。当患者能自如完成后，可以逐渐提高强度，一般在下肢的踝关节绑一定重量的沙袋，沙袋重量以患者刚好能完成动作为适度，并逐渐增加重量。以上动作每次活动到最大限度，保持 6 秒，重复 20～30 次，每天反复多遍。

11. 第 7～12 周的康复锻炼　这个阶段的康复锻炼的重点是增强肌肉的整体实力。继续使用拐杖。

（1）上下楼梯：上楼梯的时候先上健侧的肢体，然后患侧跟上。下楼患侧先下，健侧后下。以上动作主要是以健侧支撑为主，患侧为辅。

（2）髋关节伸展：俯卧位后伸上抬大腿，以上动作每次活动到最大限度，保持6秒，重复20~30次，每天反复多遍。

（3）站立外展练习：站立的姿势，双手扶栏杆，两腿向两边分开，逐渐增加距离，每次到最大限度维持6秒，然后慢慢站直，重复30次，每天反复多遍。

（4）下蹲练习：站立的姿势，双手抓住栏杆，慢慢屈膝屈髋下蹲，每次到最大限度维持6秒，然后慢慢站起，重复30次，每天反复多遍。注意屈髋小于90°。

（5）单腿站立：用患侧单腿站立，开始用双手支撑保护，逐步减少手用力，最终单腿站立。这个练习一天15次，每次1~2分钟。

12. 理疗

（1）冷疗法：可用冰袋冷敷膝盖关节，每次15分钟，每小时1次，至关节肿胀、疼痛缓解。

（2）电疗法：可用超短波疗法在手术部位做治疗，或使用经皮神经电刺激伤口四周。

（3）光疗法：可用紫外线照射伤口，消炎止痛，促进伤口愈合。

（4）蜡疗：蜡疗能控制瘢痕增生，增加组织的弹

91

性，增加关节活动范围。

13. 注意事项　在髋关节置换术患者的康复过程中，应着重加强对人工髋关节的保护，防止关节脱位。在康复训练中，需要注意以下几点：

（1）术后六月内禁止患髋内收（大腿向内收拢），内旋（向内旋转），不要把患肢放在另一条腿上（跷二郎腿）。卧位时，大腿之间用枕头将腿分开，不用患侧卧位。

（2）术后3月防止髋关节屈曲90°以上，如避免下蹲、跪坐等动作，需要一些辅助设备来完成日常活动。

（3）步行训练应遵循扶助行器-腋杖-手杖-徒手训练的顺序进行，然后过渡到快走、骑车等活动。应禁止所有剧烈、负荷重的运动，如跑、跳、举重、篮球、登山等活动，以防加重关节负担。

（4）逐渐增加活动量，避免过度活动引起的肢体肿胀，无疼痛训练。

二、膝关节置换术如何康复

1. 膝关节置换术康复　人工膝关节置换是在现代逐渐发展起来的一种新技术，它可以非常有效地消灭晚期膝关节疼痛和活动障碍，大大提高病人的生活能力和生活质量。

2. **哪些病人适用膝关节置换术康复**　各种如类风湿、感染性、创伤后、退行性等引起的膝关节疾患，出现严重疼痛、活动障碍，严重功能障碍，用药物和其他治疗效果差或无效的患者。

人工膝关节置换术能解决这些问题，可以减轻疼痛，纠正畸形，恢复膝关节功能，提高生活质量。

3. **膝关节置换术后常见并发症**　常见下肢深静脉血栓形成、膝关节不稳、假体松动、关节僵硬、感染、屈曲挛缩等。

4. **术前康复教育**　良好的心态是成功的先决条件，应首先消除心理上的焦虑、恐惧，对手术成功充满信心。应加强患侧股四头肌肌肉（大腿前面肌肉）的静态收缩练习和脚踝积极运动，详细内容见后。另外，还应教会病人使用拐杖，准备术后用杖辅助行走。应该了解人工膝关节置换感染率约1%，术前应保证身体没有感染病灶，可术前一天或术中使用抗生素以预防。练习床上饮食、大小便等以适应术后在床上生活。

5. **术后康复目的**　目的是通过早期康复训练，恢复肢体功能及生活自理能力；长期卧床并发症的预防：深静脉血栓、压疮、肺部和尿路感染、肌力下降、肌肉挛缩等；改善和恢复膝关节的活动，减少膝关节疼痛；进行步态训练，尽快恢复日常生活活动能力，提高生活质量。

6. 术后康复原则

（1）循序渐进：逐步增加强度，根据运动后的反应（身体状态，疲劳程度，局部肿胀和膝关节疼痛）增加或减少运动量。运动后以不发生或加重膝关节局部疼痛肿胀为佳，如发生则采取相应的措施（如冷疗），要争取及时缓解，不应该延续到第二天。运动量均匀分配，中间保证有足够休息时间。与一次长时间运动相比较，每天几次短时间锻炼更有效。根据需要和功能恢复的情况及时调整运动强度。

（2）止痛：运动疼痛剧烈或敏感的，运动前可用一些热疗，运动后局部冷疗，少量使用消炎、止痛药。运动时应排空大小便，练习时要穿宽松的裤子和防滑鞋。尽量多对患者进行鼓励、协助和保护，甚至一起训练。

（3）全面训练：根据患者情况，综合治疗。局部的如膝关节活动范围训练和增加肌肉力量锻炼相结合，全身的如跑步、游泳等训练。

7. 术后康复练习　术后的康复治疗可以分几个阶段进行。

（1）术后第1周：患者以休息为主。膝盖以下均用弹力绷带加压包扎，露出脚趾以观察血液循环，可以减少出血、消除肿胀。因为即使在休息时膝关节也往往是稍微弯曲的，所以应该足跟垫高保持膝盖伸直位，防止未来膝关节屈曲挛缩。也可以用沙袋压迫膝盖以加强伸直效果，晚上戴膝关节伸直的支具，一般要经过6~8周的训练才可以停止。下肢术后没有活动可使下肢血液沉积、肿胀，导致深静脉血栓形成，血栓脱落又可导致肺、脑梗死而威胁生命。同时，没有活动肌肉会失去弹性，关节会发生僵硬，从而影响术后功能。因此，术后1周应稍抬高小腿，做以下的运动康复：

①被动运动：从脚背向大腿按摩，按摩10分钟/次，每2小时1次；对足背做被动上勾和下伸的动作，10分钟/次，每日2次。以上动作均由治疗师或家属完成，患者自己不能用力。以上运动能熟练完成后，坐在床边做下面的练习：适度向下压患侧踝和腿，使膝盖进一步弯曲；用健侧足勾患侧腿，协助患腿做上抬运动；或用布带的一端绑在脚上，另一端病人用手把腿拉起抬高，可使膝关节伸直。两者交替进行，每次20~30个，休息1~2小时练习一次，以增强关节活动范围，减轻肿胀。后阶段可以进行持续关节被动训练—CPM练习，加强关节活动度。

②主动练习：仰卧位，患侧足背用力做上勾和下伸的动作，活动到最大限度维持6秒，每次20~30个，每天反复多遍；患膝关节完全伸直并把膝盖用力向下压，要求同前。注意以上动作不能憋气，可以边做边数数。仰卧，双手抱大腿靠近腹部，使膝呈自然屈曲，每次做20个，每隔2小时1次；侧卧，健肢在

下，患肢在上，做屈伸膝关节的动作，必要时可用手托住患肢不让其下落，每隔 2 小时 10 个；在陪护人员帮助下，仰卧或者坐于床边，让患侧小腿自然下垂于床沿外，让膝关节屈曲，自我控制逐渐增大屈曲角度，每隔 2 小时悬垂约 10 ~15 分钟。

用骨水泥型假体患者 2 ~4 天即可下地部分负重，不用骨水泥型假体的要 6 周过后才能进行负重训练。

（2）术后第 2 周：继续前一阶段练习，并增加以下练习。

1）直腿抬高锻炼：可用双手或者布带帮助把患腿抬高，活动时患腿应用最大力量，辅助力量应该尽量小，直到患腿不用辅助独立完成，在不引起疼痛的前提下尽量抬到最大活动，保证膝关节伸直，维持 6 秒，重复 30 次，每天反复多遍。

2）踝关节的屈伸练习：仰卧位，保持踝关节不动，用力收缩小腿肌肉，尽最大力量维持 6 秒，然后放松，每次 30 个，每天反复多遍。

3）扶轮椅练习平地行走：患肢负重约 10kg（用秤称量），每天练习 1 ~2 次，每次 10 ~20 分钟。注意练习应保持无痛练习，疼痛时应减轻负重。

8. 出院后康复练习　如伤口愈合良好，未发生严重手术并发症，一般于术后 10 ~14 天拆线，病人身体状况已大部分恢复，可以出院。此时膝关节功能并未达到理想范围，故出院后康复练习仍应坚持，否则将前功尽弃。

（1）术后第 2~4 周

1）主动练习

伸腿练习：在床上坐位，双腿膝关节伸直，维持约 10 秒，每次 30 个，每日反复多遍。坐于床边或凳子上伸腿，膝关节伸直保持 6 秒钟，放松后回到原位，反复 20~30 次。以后可以逐渐增加难度，如在踝部加一沙袋，从 1 公斤开始，每 1~2 天增加 1 公斤，让患者重复上述动作。屈膝练习：俯卧屈膝，每次都活动到最大范围，必要时可以反手向下压增加膝盖屈曲的角度，每次重复 30 个，每日 3 次。也可以逐渐增加难度，如在踝部加一沙袋，从 1 公斤开始，每 1~2 天增加 1 公斤，让患者重复上述动作。

行走练习：继续轮椅行走练习，膝关节负重约 20~30 公斤（用秤称量），3 周后可独立逐渐完全负重行走，每天练习 3~4 次，每次 10~20 分钟。注意无痛训练。

弓步练习：两腿前后分开，交替弓步压膝，足底不离地，后腿伸直，每天 3 组，每组 30 次。弓步练习：两腿前后分开，交替用力压大腿，脚离开地面，前腿屈曲，后腿伸直，每组 20 个，每天 2 组。

2）被动练习

下肢肌肉按摩放松练习：由患者本人或者家属对训练下肢进行按摩放松，持续 5~10 分钟，每次主动训练完成后进行。

俯卧辅助屈膝练习：患者俯卧位，由家属帮助扶患腿屈膝练习，尽量屈膝到最大范围，可在末端持续加压，维持 15 秒，每天 3 组，每组 5 次。

（2）术后第 5~8 周

1）主动练习：行走练习如水中行走练习、平路行走练习、跑步机上行走练习、静态自行车练习、上下楼梯等。跪坐屈膝：双手扶持床头或椅子，慢慢跪下，臀部尽量坐到足跟。坐站练习：从坐位站起，先用手扶助到独立站起，先在高凳到逐渐降低凳子高度。下蹲练习：双手扶持床头或椅子，慢慢下蹲，使膝盖屈曲到最大范围。以上动作每组 10~30 个，一天 3 组。

2）被动练习：同上一阶段。避免剧烈运动，不要过度疲劳也不要太痛，适度疲劳和轻微疼痛即可，如果出现严重的疼痛或异常声音应立即停止练习，并向医生求诊。

（3）术后二月门诊照片复查，无异常后继续康复训练，直到恢复正常。此时可以从事游泳或一些更激烈的活动。3 个月后可完全恢复正常的生活。

9. 物理治疗　参考髋关节置换术后理疗方法。

10. 注意事项

（1）保持适当休息。运动时要防止过度疲劳，适当休息，让关节尽量放松。

（2）以增强膝关节活动范围和肌肉力量训练为主。

（3）减肥，保持标准体重，以减轻膝关节的负荷。

（4）改变日常活动方式，避免膝关节过度的负重，如坐车代替远距离步行，坐电梯代替爬楼梯。

（5）膝关节术后少做增加膝关节负荷的运动：如蹲马步，上下楼梯，跑步，举重，跳远，篮球比赛等。

（6）按期复查，在下列情况下应立即就诊：伤口发炎、疼痛增加、膝关节损伤导致行走困难等。

（7）积极预防和治疗感冒，如果身体发生感染，应及时就医。

（8）注意安全，防止跌倒，逐渐恢复正常活动。

第三节　颈椎病如何康复

一、什么是颈椎病

提到颈椎病，想必大家并不陌生，我们除了在电视、报纸上经常听说之外，其实它就存在于我们每个人的身边，或者您就患有颈椎病。这类疾病在中老年人中非常常见，可以说几乎每一位上了年纪的朋友或多或少都有颈椎病。值得注意的是，随着现代人生活节奏的加快及养成不良的生活习惯，患病人群是越来越年轻化，因此，我们每个人都应该重视这类常见病。那么，颈椎病究竟是一种什么样的疾病呢？

99

在认识颈椎病之前，我们必须要知道一些相关的解剖知识。我们身体能够维持一定姿势及完成各种动作，离不开我们身体中相互连接的骨骼，其中支撑起我们躯干的非常重要的就是脊椎骨。脊椎骨按照部位不同，由上到下又分成了颈椎、胸椎、腰椎和骶椎。而在这些椎骨之间有一种富有弹性的半透明的类似于垫子样的结构，这就是我们常说的椎间盘，它的改变也是引起颈椎病的根本原因。在椎体的周围，还有一些其他结构行使着各自的功能，比如韧带可以固定椎骨，各种肌肉可以引起运动。但大家可别忽略了，在我们的椎骨里还有脊髓这种神经组织通过，它发出许许多多的神经从椎骨中穿出以支配身体各部。并且，在椎骨周围还有多根血管通行以将血液运送到身体其他部位。也就是说，由于椎间盘或颈椎周围组织的改变，影响了椎体周围的神经、血管，我们就会产生症状，也就形成了颈椎病。

我们说的颈椎病就是由于颈椎间盘的年龄性退行性改变或损害而引起颈椎其他结构的损害，并由此引起一系列临床症状的疾病。在我们中老年朋友中，过去由于长期劳动落下颈椎的病根是常见的，年纪大了之后可以出现椎间盘脱出、韧带增厚，导致颈椎脊髓、神经或动脉血管受压，进而出现了一系列影响我们生活的症状。

二、引起颈椎病的原因是什么？颈椎病是如何发生的

　　前面介绍了什么是颈椎病，那究竟是什么原因引发颈椎病的呢？它又是怎么在我们身上发生的呢？其实这与我们年龄增大有密切的关系，也就是称作年龄性退行性变，我们无法阻挡年龄的增加，也无法阻挡颈椎及其周围结构的改变。但现代科学越来越多的证明还有一种更重要的原因，即长期不良的生活习惯可以引起颈椎病。

　　我们身体的绝大部分疾病都源自不良的生活习惯，那么，可以引起颈椎病产生的生活习惯有哪些呢？在这里列举两个最常见的不良习惯：长时间坐位并弯腰低头看书、看电脑，或做其他需要低头的工作；为了舒服或保持习惯，睡觉长期用较高的枕。

　　年龄的改变，再加上长期不良的生活习惯，颈椎及其周围组织随之发生着各种改变，压迫到神经、血管，久而久之，颈椎病就悄然而至了。

三、我有颈椎病吗？颈椎病都有哪些表现呢

　　讲到这里，朋友们一定会马上对照自己平时的症

状，问：我有颈椎病吗？其实这就需要大家知道颈椎病究竟有哪些表现，下面将给大家详细的介绍，您也可以自我对照一下。那么，究竟达到什么样的标准才是颈椎病呢，这就是我们常说的诊断。如果是上了年纪的中老年朋友，当我们出现一系列身体不适的症状时，就要警惕了。如果再加上有前文提到的不良习惯的朋友，就更要警惕颈椎病，或许您已经患上它了。

这些症状包括颈部酸疼，闷胀；头皮、手发麻，可以伴随抬手无力或疼痛；头昏，用眼疲乏，看不清，走路不稳，大小便困难；头晕，眼前突然发黑等。我们可能只出现其中一种症状，或者几种症状都有，程度也是可轻可重。一旦有症状了，下一步就需要朋友们去医院进行详细的检查以尽早确诊疾病。

医生会给我们做一套完整的颈椎病检查，在检查身体时，一些常见的发现包括：颈椎的生理弯曲度改变（正常是前突），如向一侧弯曲，颈椎不正，两肩不等高；颈椎活动范围缩小，表现为向某方向活动时受到限制；颈部肌肉力量下降，颈部皮肤感觉异常等。

更重要的是要结合影像检查才能确诊。如颈椎 X 线片可显示椎间隙狭窄，关节突增粗，颈椎生理弧度异常；磁共振（MRI）显示椎间盘信号减低；CT 显示椎间盘密度减低。

如果有症状，医生检查也发现了一些身体的改变，再根据影像检查结果，就能确诊颈椎病了。

四、颈椎病是如何分型的

在我们颈椎病朋友之间，每一位朋友的颈椎病都有其自身的特点，症状以及检查表现各有不同，这就是我们常说的不同类型的颈椎病。弄清自己的颈椎病类型是非常重要的，这将影响到我们后续的治疗安排，因而了解颈椎病的分型是有必要的。按照颈椎病的发生原理，分成了以下几种类型：

1. **颈型** 颈型颈椎病是由于我们头颈部长期处于单一姿势，导致颈椎间盘、肌肉、韧带和关节劳损而引发的。主要表现为颈部疲劳感，僵硬感，疼痛，不能长时间看书和写字，早晨起床常感觉颈部发紧，发僵，活动不灵活等。检查按压肌肉可有疼痛感。

2. **神经根型** 这种类型是颈椎病中最常见的一种，约占所有颈椎病的60%左右。随着我们年龄的增长，颈椎也发生退行性改变，椎间盘突出，进而刺激和压迫了颈椎中穿过的颈神经根而引起症状。症状主要有经常感到头、颈、肩和手臂的疼痛，麻木。检查可发现肌肉力量下降或肌肉萎缩，颈部活动也受到限制，按压肌肉可有疼痛感等。

3. **脊髓型** 与前面两种类型相比，这是一种比较严重的颈椎病类型。脊髓型颈椎病是由于颈椎间盘突出，颈椎骨质增生等原因，造成对颈部脊髓形成压迫

103

而引起的。当脊髓受压后，可出现手或脚单侧或双侧麻木，酸软无力，胸部有被束缚的感觉，严重的还可出现活动不便，走路不稳，踩棉花感觉，更为严重的可造成瘫痪，大小便困难及性功能障碍等症状。

4. 椎动脉型 这也是很常见的一种颈椎病类型。它也是由于颈椎发生年龄性退变，引起动脉血管的压迫，导致颈椎动脉供血不足，进而引起一系列症状。椎动脉型颈椎病发病时，一般都有不同程度的眩晕，还伴有头痛，恶心，呕吐，看东西有重影，耳鸣，耳聋等症状。如果头部向后仰，低头看书，或者突然转头时，更容易发生眩晕。需要我们注意的是，这种类型的颈椎病有一个特有的症状，可以与其他类型颈椎病相区别，就是突然跌倒。在转动颈部时，可突然发生手脚麻木，软弱无力而跌倒，但神志清楚，大多可以自己起来。

5. 交感神经型 这类颈椎病相对前面几种来说比较少见。主要是由于颈椎退行性改变，骨质增生刺激或压迫了颈部交感神经而引发的。由于交感神经受到刺激，引起它所支配的内脏，腺体，血管的功能障碍。主要表现为自己感觉到头枕部疼痛，头晕，偏头痛，心慌，胸闷，视力减退，四肢发凉，皮肤温度低等症状。

6. 混合型 如果有以上类型两种以上，就统称为混合型颈椎病。

五、哪些人更容易患颈椎病

在我们传统的观念中，总认为颈椎病是上了年纪的人才会患的。但随着现代人生活和工作方式的改变，再加上不良的生活习惯，颈椎病发病率是越来越高，发病年龄也越来越趋于年轻化。以往常说的人们一般要40岁以后才会发生颈椎病，但按照目前的统计显示，发病年龄至少提前了10~15年。男女发病率也是相当的。一般来讲，城市人群是高发人群，发病率高于农村人群，但农村人群颈椎病的发病率在近年来也是逐年增加了，这可能与农村朋友进城务工，劳动量增加等有关。颈椎病的发生还与我们工作或劳动的性质有关，长期从事低头伏案工作的朋友更易患颈椎病。

六、怎样治疗颈椎病

如果颈椎病正发生在您身上，那务必要尽早采取合理的治疗措施了，赶去恼人的症状，以防止疾病的进一步发展。那么，确诊颈椎病后该如何治疗呢？这就需要我们去正规的医院就诊治疗，医生根据我们颈椎病的类型及病情，制定适合不同朋友的个体化治疗方案，我们需要严格按照医生的安排进行治疗。

颈椎病的治疗方法多种多样，包括药物、理疗、

105

功能锻炼、中医治疗、手术等。只有根据每位朋友自身病情的特点来选择治疗方式，目前更多的是运用综合治疗。治疗原则是在非手术方法无效的情况下才进行手术治疗。大多数颈椎病朋友还是首选非手术疗法，适用的类型包括：颈椎间盘突出而未压迫神经血管、颈型颈椎病、神经根型颈椎病、早期脊髓型颈椎病、交感神经型及椎动脉型颈椎病。当然，对于老年体弱，全身情况不稳定或者合并其他疾病的朋友，仍然建议先进行非手术疗法治疗更为安全。

值得注意的是，随着现代康复医学的发展，加上康复治疗的有效性和无创性，康复疗法也越来越被人们所重视。而康复疗法也是属于非手术疗法，我们说的非手术疗法大多指的就是各种康复疗法。针对颈椎病，运用康复疗法是非常有效的，不仅仅在疾病的初期，我们可以首选康复疗法治疗颈椎病，就是在整个手术期的前后，康复疗法也是贯穿于始终。因此，可以说颈椎病的治疗主要就是康复治疗。

下面我们就来了解一下颈椎病的治疗方法。

1. 围领及颈托 围领及颈托应用广泛，几乎在颈椎病的各个阶段都可以应用。使用起来也很方便，在我们平时生活工作中都可以长期佩戴。运用围领和颈托这类治疗器材可保护颈椎，并让颈椎减少活动，从而减少对神经根的刺激，减轻椎间关节的损伤，还能防止颈部组织水肿，防止疾病的复发。对于各种类型的颈椎病朋友都可用围领及颈托。

2. 药物治疗 药物主要适用于缓解颈部疼痛，局部消炎，放松肌肉的治疗，对于颈局部组织劳损等疗效比较明确，但不能从根本上治疗颈椎病。如果伴有四肢无力或麻木，还可以使用营养神经的药物辅助疾病康复，促进受压神经的恢复。但一般建议朋友们将药物和其他疗法结合起来治疗，这样对症状缓解更为有效。

3. 注射疗法 一般不常用，主要是针对颈部疼痛明显的朋友，可局部疼痛点封闭注射治疗。但不建议朋友们首选注射疗法，毕竟这种有创的治疗有一定风险性，而且止痛也是暂时的，根本控制症状还得靠其他治疗。

4. 牵引法 颈椎牵引是颈椎病治疗中非常常用和有效的方法。通过牵引力和反牵引力之间的相互平衡，可以使头颈部相对固定于生理曲线状态，从而使颈椎曲度异常的现象逐渐改变。同时，颈椎牵引还可使颈部肌肉放松，缓解疼痛，牵拉关节和韧带，解除神经根受压。但是，需要注意的是颈椎牵引仅适用于症状较轻的神经根型颈椎病，并且在急性期禁止做牵引，以防止局部炎症、水肿的加重。一般在颈椎病急性期后开始做颈椎牵引，根据每位朋友的体重来选择牵引力。根据不同的病情，一般每天治疗 1~2 次，每次治疗 20 分钟左右，连续 10 天为一个疗程。

107

5. 理疗 理疗是物理疗法的简称，也是康复疗法中最重要的疗法之一。就是应用自然界和人工的各种物理因子，如声、光、电、热、磁等作用于人体，以达到治疗和预防疾病的目的。用各种理疗法治疗颈椎病，可以扩张血管，改善血液循环，放松肌肉，消除神经根受压，减轻颈部组织的炎症等，进而促进颈部神经和肌肉的恢复。尤其适用于早期颈椎病的朋友。常用的理疗法包括低频、中频、高频电疗法，超声波药物透入法，红外线疗法，蜡疗法，磁疗法等。根据不同的病情，一般每天治疗 1~2 次，每次治疗 20 分钟左右，连续 10 天为一个疗程。

6. 中医疗法 中医疗法在我们中华民族五千年历史长河中一直得以保存，正说明了中医有其不可替代的实用性。在治疗颈椎病方面，运用传统康复疗法（中医疗法）的有效性是得到证实的，也越来越被世界所认可。目前更多的是将中医疗法与其他治疗方法结合起来运用，以达到最佳的治疗效果。需要注意的是，运用中医疗法治疗颈椎病，通常需要颈椎病朋友坚持治疗。这一点非常重要，因为中医疗法往往是一个长期的过程，疗效的观察也是需要在一段治疗时间以后才能进行的。目前中医治疗颈椎病主要包括推拿按摩和针灸治疗，能够活血化瘀、疏通经络，从而改善神经血管受压迫的症状。中医疗法也是适用于大多数颈椎病类型。

7. 运动疗法　运动疗法也是康复疗法中非常重要的核心疗法，是近年来发展得很快的康复治疗技术。其实用、简单、易于操作，同时，疗效也很明显。应用运动疗法可以提高和巩固疗效。对于颈椎病的治疗，一般可以做颈部各个方向的运动来放松肌肉，从而改善颈椎周围的血液循环，消除肿痛，从而减轻各种症状。除了在医院接受正规的康复训练，朋友们在家里也可以做一些简单的治疗运动，比如可以左右旋转或者后仰头颈部。但是，在接受一段时间的运动疗法之后，要注意间隔休息，反而不能连续地做治疗，否则过度运动往往能加重损伤。一般每天 1~2 次治疗，每次治疗 20 分钟左右，连续 10 天为一个疗程。

8. 手术治疗　对于颈椎病诊断明确，神经根压迫症状严重，非手术治疗后症状无明显好转的朋友应采取手术治疗。而对于脊髓型颈椎病朋友，更应尽早实行手术治疗，以尽早让病情恢复。目前大多数颈椎病都能在正规的康复治疗后得到缓解，因而手术治疗已不是颈椎病首选的治疗方式了。而且，就是接受手术治疗的朋友，在整个手术前和手术后，也是需要不断地接受康复治疗。可以说康复治疗决定了手术后的恢复。

　　在颈椎病手术前，需要进行一系列严格的康复训练。可别轻视这些过程，这对手术中以及手术后的恢复都是有影响的。首先，在手术前要做一套术前的检查，以排除不能做手术的情况，也让医生对整体情况有所了解。再者，还需要对做颈椎病手术的朋友做一些心理疏导，医生会告诉朋友们放松心态，保持乐观的心情去面对手术，这样更有利于手术的进行及术后恢复。最重要的是，还会让朋友们在术前做一些功能训练，比如肢体运动，训练呼吸，学习床上大小便等。功能训练对于朋友们在手术之后的恢复尤为重要，也可以防止术后的一些并发症发生。

成功的颈椎病手术，离不开手术之后的康复，要想更好更快的恢复，主要就靠术后康复了。和术前一样，医生仍然要对朋友们做心理疏导，让大家对自己术后的情况有正确认识，坚定术后康复的信念。同时，还要注意呼吸道以及伤口的处理，为后期功能训练做准备。还要让颈部少活动，防止颈部扭转。后期更多的是需要朋友们配合，进行肢体运动、呼吸训练等来促进术后恢复，防止并发症。

七、如何自我保健

对于已经确诊患有颈椎病的朋友，除了在医院接受正规的治疗外，我们自己还需要进行一系列的自我保健或者需要注意一些事项。患颈椎病不可怕，关键是看我们如何去对待它。前面也讲了患颈椎病跟不良生活习惯有关，那么，自我保健在颈椎病康复中就显得尤为重要了。我们在医院治疗的时间毕竟是有限的，大部分时间是在生活或工作，只有时刻做好自我保健，提醒自己远离颈椎病，才能真正的和颈椎病说再见。那我们赶紧来看看该怎样进行颈椎病的自我保健吧。

1. 树立积极的心态，用科学的手段防治疾病 得了颈椎病不可怕，关键还得看我们怎样对待它。颈椎病的朋友一定要有积极乐观的心态，要有坚定的信念能够克服它。用科学的态度面对疾病，配合医生的治疗，持之以恒。并且，我们所有的保健措施都要以配合医疗方案为准，不能听信毫无根据的民间偏方。

2. 加强颈肩部的锻炼 在医院治疗之外，更多靠的是我们自己要加强锻炼。我们可以在工作或劳动空闲时，经常做头颈部及双上肢的各个方向的活动。这种自我锻炼既可缓解疲劳，又能锻炼肌肉，拉伸韧带，有利于颈椎的稳定性，减少神经血管的压迫，从而减轻症状。

3. 注意纠正不良姿势和习惯 引起颈椎病的重要因素就有不良的生活习惯及不良姿势。因此，我们要远离颈椎病，就得在平时工作或生活中注意纠正各种不良姿势及习惯。不能睡高枕头，枕头要尽量选择质地柔软、透气性好的为益。并且要注意睡姿，不能俯卧位睡觉。床垫不能用太软的，以防止脊柱变形。平时工作活动时注意不要偏头耸肩，看书、看电视时要正面注视，不能歪头。

111

4. 注意颈肩部的保暖，少负重 提到颈肩部保暖，大家可能会忽略这点。其实很多疾病就是从"寒"起的，要想让颈椎病更快恢复，减轻颈部炎症疼痛，保暖是很有必要的。冬天尽量多用围巾围住颈部。还要避免用肩部扛重物，防止颈部损伤的加重。

第四节　腰椎间盘突出如何康复

一、什么是腰椎间盘突出？什么是腰椎病

　　腰椎间盘突出、腰椎病这两个词语同颈椎病一样，经常出现在各位朋友的视线中，也是大家经常听到的再熟悉不过的病症了。您有过或者现在正在经历着这种病症的折磨吗，有过腰背部疼痛或者下肢疼痛无力吗？千万不要觉得这是咱们中老年人正常的表现，或许腰椎间盘突出、腰椎病已经找上您了。腰椎间盘突出、腰椎病不仅仅在中老年人中非常常见，在从事某些职业的年轻人中也越来越多见了，这类疾病已经成了严重影响大家生活质量的病症。因此，我们每个人都应该重视它。要远离腰椎病，首先就要对它进行全面的了解。那么，腰椎病究竟是一种什么样的疾病呢？

　　同颈椎病一样，我们先来看看大家必须了解的解剖常识。我们身体后部正中的脊椎骨，按照部位不同，

由上到下分成了颈椎、胸椎、腰椎和骶椎。腰椎骨有别于其他椎骨的特点是椎体比较大，另外，相邻的骨质结构之间的间隙较宽。我们一共有 5 个腰椎骨，后面的椎管里仍然有延续的脊髓通过，椎骨中还有神经穿过，旁边有许多血管、韧带或其他组织。而在这些椎骨之间仍然是富有弹性的半透明的类似于垫子样的椎间盘。随着年龄的增加或者其他因素的影响，椎间盘可能发生破裂变形，进而向不同方向挤压旁边的组织，形成我们常说的腰椎间盘突出。与颈椎病一样，椎间盘突出，进而引起椎骨旁的神经、血管受到压迫，产生一系列症状，就发生我们常说的腰椎病了。

　　腰椎病就是由于我们腰椎间盘的退行性改变或损害，以及椎骨周围其他组织病变而导致的综合病症，往往是在腰椎间盘突出的基础上发生的。在我们中老年朋友中，多年来长期劳动导致腰部劳损，上了年纪之后可以出现腰椎间盘突出、骨质增生、椎管狭窄，引起压迫神经、血管、脊髓，轻者出现腰部疼痛及腿部麻木，重者可引起行动不便，甚至瘫痪。

113

二、引起腰椎间盘突出的原因是什么？腰椎病是如何发生的

　　同颈椎病一样，腰椎病最基本的病因是腰椎间盘的年龄性退行性改变。我们正常椎间盘富有一定的弹

性和韧性，具有强大抗压能力。但在人们 20 岁之后椎间盘就开始逐渐老化了，弹性和抗压能力逐渐减退。而我们在过去的几十年中，生活或工作中总要让腰部承受大大小小的压力，这样日积月累，因各种负荷的作用，椎间盘最终就可能破裂或变形突出了。

当然，要最终发展成腰椎病，也是一个长期的过程，这其中还受很多因素的影响和诱发，如剧烈咳嗽、便秘时用力排便及怀孕；突然扭腰这类姿势的变换；腰部受到外伤等。

值得注意的是，腰椎病的发病也越来越趋于年轻化了，已经不分年龄、性别在我们中发生。造成这种现象的原因还是与大家对腰椎病的重视程度不足有关系。职业因素也不容忽视，一些职业需要久坐，可导致腰椎长期处于负荷状态，进而诱发腰椎间盘突出、腰椎病。比如司机，长期保持坐姿不动，且总是处于颠簸状态，易诱发腰椎间盘突出，患上腰椎病。

三、腰椎病是如何分期的

朋友们，我们已经知道了什么才叫腰椎间盘突出、腰椎病，也了解了引起它的原因，下面我们来看看腰椎病发生发展的各个阶段的特点。从腰椎间盘突出到最终发展成腰椎病是需要一个漫长的过程，如果我们了解了它的过程，或许在初期发现病症，及早治疗，就能真正地让疾病终止。因而，了解腰椎病的发展阶段是很重要的，早发现，早治疗才是我们的目的。根据腰椎间盘及腰椎的改变，分成了三个阶段：

1. **椎间盘变性** 腰椎间盘的变性是从我们20岁以后开始的。一开始椎间盘出现变性、肿胀、断裂及裂隙的形成，同时它变得皱缩脱水、弹性度降低，内部也出现裂隙，这时椎间盘可能发生位置的改变。与此同时，腰椎骨周围的各种韧带也随之出现退行性改变，以致整个椎体处于松动状态。这时，椎间盘中心的组织可发生移位，再继续向后方形成突出或脱出。进而压迫到椎骨周围的神经、血管组织或脊髓。在这个时期，如果我们及早发现了病症，并且积极地进行治疗，病情还可能得到控制，甚至好转。

2. **骨刺形成** 骨刺又称为骨赘，也是椎骨发生的一种退行性改变。这种多余的病态结构就像骨上新长出的一个骨性累赘，会加重病情的发展。有的骨刺甚至像象牙一样坚硬。骨刺大多发生在腰椎椎体的前面或后面。骨刺的发生，起源于腰椎周围韧带、椎间间隙的炎症产生的血肿，血肿进一步发生了变化，就形成和骨一样的结构。到这一阶段，骨刺已经形成，虽然某些药物可以制止其进一步发展，但很难使其消退。

3. **继发性改变** 正如上所述，如果仅仅是前面讲的单纯的腰椎退行性改变，则不一定引起我们能主观

115

察觉到的症状，与退变的位置和程度都有关系。但如果已经发展到了第三个阶段，也就是我们所说的继发性改变阶段时，一般就能感觉到一些症状了。我们来看看到底会引起哪些主要的改变。

骨刺可导致穿过腰椎的神经根发生病变，突出的椎间盘也可压迫刺激神经根。早期神经根可发生水肿等炎症性反应，如果压迫进一步加重，可引起神经根炎症加重。突出的椎间盘及突向椎管的骨刺都可压迫到脊髓。在短时间内急剧的压迫可以造成脊髓血流障碍、充血、水肿，久压后还可引起血管痉挛、血管壁增厚，甚至血栓形成。

四、我有腰椎间盘突出吗？腰椎病都有哪些表现呢

要知道我们自己身上究竟有没有椎间盘突出，或者能不能诊断为腰椎病，这就需要大家对这种病的症状有所了解。对于腰椎病的诊断，依然是需要有症状的朋友到医院就诊，再结合医生的专业检查根据诊断标准进行诊断。中老年朋友如果有了腰部不适或者其他症状，请您赶紧去找医生，要治疗疾病首先得明确诊断。那我们来看看腰椎病究竟有哪些常见的表现呢，您可以对照初步判断一下自己有没有腰椎病。

腰椎间盘突出、腰椎病最典型的症状是腰痛和腿部的疼痛，当然表现可能有一定差别。腰部疼痛的感觉可一直存在，也可突然发生，严重的可能会影响我们走路。另外，有些朋友还会有从腰部到大腿甚至整个下肢后部的疼痛感及麻木感，就像触电一样的剧烈，严重的会影响我们生活。比较少见的有腿部发冷，更为严重的还有大小便障碍以及性功能障碍等。

如果您出现上面这些症状，那十有八九都有腰椎间盘突出了，接下来赶紧去找医生吧。在医院我们会做一系列腰椎病检查，一些常见的发现包括：抬腿有疼痛；不能向后方伸展腰背部，疼痛剧烈；按压肌肉有疼痛感；肌肉力量减退等。

询问了症状及做了相关检查后，医生接下来就会让您去做影像学检查。如腰椎 X 线片显示椎间盘突出，腰椎生理弧度异常；磁共振（MRI）显示椎间盘信号减低；CT 显示椎间盘密度减低。我们做这些检查除了可以明确诊断外，还能够进一步找到病变的部位和严重程度。

117

五、哪些人容易患腰椎病

谈到容易患腰椎间盘突出、腰椎病的人群，请朋友们丢弃传统的观念，就是只有中老年人才容易得腰椎病。其实正如前面说的，目前腰椎病的发生已经不分年龄、性别，只能说老年患腰椎病人的更多些。随着现代人生活节奏的加快，工作压力的加大，也因为一些不良的生活习惯，越来越多的年轻人患上了腰椎病。特别注意的是，从事某些职业的人群患病率更高。据资料统计，在我们人群中 40 岁以上的人有 45％～50％患颈腰椎病；60 岁以上发病率达 80％；70 岁以后发病率几乎达到 100％。由此可见，几乎所有的人都有患腰椎病的可能性。那么，腰椎病除了是咱们中老年人容易患的疾病，还喜欢找上哪些人呢，下面我们就从病因的角度来看看。

1. 从事重体力劳动或久坐的人 经常从事重体力劳动，可以导致腰椎压力加大，腰部肌肉也长期紧张。而另一些人由于工作的需要，长期采取坐位姿势工作，如长期伏案、弯腰工作，由于腰部肌肉长期处于紧张状态，就很容易引起腰椎间盘突出。

2. 过胖或过瘦的人 肥胖的人由于体重过重也会使腰部负荷加大，从而增大了腰椎间盘突出的发生率，进而引起腰椎病。而体型瘦弱的人则因为腰部肌肉太少，使腰椎固定不稳，也容易导致腰椎间盘突出。

3. 孕妇 这类人群比较特殊。由于怀孕期间腹部向前倾斜，使腰椎固定不好，椎间盘容易突出。并且在怀孕后期，腰腹部所承受的压力越来越大，也是造

118

成椎间盘突出的原因。

4.受过外伤的人 腰部外伤在从事重体力劳动的人群中比较常见，在搬动重物时如果用力过猛，就会造成腰部受伤，慢性损伤可发展为腰椎间盘突出。

六、怎样治疗腰椎病

前面给大家介绍了腰椎间盘突出、腰椎病的相关知识，想必大家也对这类常见的疾病有了新的认识。如果您感到自己可能患了腰椎间盘突出、腰椎病，或者已经知道患病了，那就赶紧在医生指导下积极治疗吧。同颈椎病一样，我们一旦确诊为腰椎病，医生会根据腰椎病发生的部位、病情程度等，制定适合不同患者的治疗方案。腰椎病的治疗方法也是多样的，分为非手术治疗和手术治疗，目前仍然是运用综合治疗。治疗方法同样包括药物、理疗、功能锻炼、中医治疗、手术等。治疗原则也是在非手术方法无效的情况下才进行手术治疗。而非手术治疗中的各种康复疗法在腰椎病治疗方法中占据了重要的位置，目前越来越多的朋友首选康复疗法。下面我们就来看看腰椎病的治疗方法。

119

1.卧床休息 卧床休息对于患有腰椎间盘突出、腰椎病的朋友来说，在整个康复过程都很重要。这样对缓解腰部疼痛，减轻炎症是有好处的。但是也不能长期卧床，容易造成心理问题，并且影响后期的康复。对于腰背疼痛明显的朋友，建议尽量卧床休息，一般可卧床2~3天。

2. 佩戴腰围 腰围可以在整个腰椎病阶段应用。使用方便，在我们平时生活工作中都可以佩戴。它能够保护腰部腰椎，减少腰椎的活动，从而减少对神经组织的刺激压迫。但佩戴时间一般不超过1个月，在佩戴期间也要注意疼痛情况，并注意锻炼腰腹部肌肉。

3. 药物治疗 主要就是应用各类药物来消炎、消肿、止痛、活血化淤等，适用于缓解腰部疼痛，局部消炎，放松肌肉。常用有消炎止痛药，肌肉松弛药，扩张血管药及营养神经药等。但一般不主张大家长期服用药物，因为药物治疗毕竟只能缓解症状，长期用药还可能有毒副作用。

4. 注射疗法 这类治疗不常用，主要针对腰部疼痛明显的朋友。可局部疼痛点封闭注射治疗。但不建议朋友们首选注射疗法，毕竟这种有创的治疗有一定风险性，而且止痛也是暂时的，根本控制症状还得要靠其他治疗。

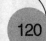

5. 腰椎牵引 其实，牵引是治疗腰椎病的最有效的措施之一。通过物理力学作用力与反作用力的原理来进行治疗的，对腰椎施加牵引力，这样可以拉宽腰椎椎间隙，也就可以达到治疗的目的。可以缓解肌肉紧张，减轻神经压迫刺激，减轻炎症。但是，在腰椎病急性期也是不能做牵引的，以防止局部炎症、水肿的加重。一般根据每位朋友的体重来选择牵引力。根据不同的病情，一般每天治疗 1~2 次，每次治疗 20 分钟左右，连续 10 天为一个疗程。

6. 理疗 利用各种理疗法治疗腰椎病，可以扩张血管，改善血液循环，放松肌肉，减轻神经压迫，减轻腰椎周围组织的炎症，进而促进神经和肌肉的恢复。常用的理疗包括低频、中频、高频电疗法，超声波药物透入法，红外线疗法，蜡疗法，磁疗法等。根据不同的病情，一般每天治疗 1~2 次，每次治疗 20 分钟左右，连续 10 天为一个疗程。

7. 中医疗法 目前传统康复疗法治疗腰椎病主要包括推拿按摩和针灸治疗，更多的是将中医疗法与其他治疗方法结合起来运用，以达到最佳的治疗效果。同样，运用中医疗法治疗腰椎病，也需要大家坚持。中医疗法治疗腰椎病能够活血化瘀、疏通经络，对于疼痛缓解效果很好。由于中医疗法在治疗腰椎病中的实用性和有效性，越来越被大家所重视。

8. 运动疗法 运动疗法因其实用、简单、易于操作等特点，不仅广泛应用于其他疾病的治疗，也越来越多的应用于腰椎病的治疗中。对于腰椎病的治疗，可以采取对腰部各个方向的转动锻炼为主，以此改善腰部的血液循环，减轻神经血管的压迫。朋友们回家后也可利用空闲时间自行转动锻炼腰部。但仍然要注意间隔休息，不能连续运动，以免加重损伤。一般每天 1~2 次治疗，每次治疗 20 分钟左右，连续 10 天为一个疗程。

9. 手术治疗　手术治疗主要用于经非手术疗法无效的朋友。现代手术治疗腰椎病已经发展为微创手术，具有创伤小、恢复快等特点，但也有其局限性。同颈椎病一样，目前大多数腰椎病都能在正规的康复治疗后得到缓解。康复疗法也是贯穿于整个腰椎手术过程的前后。

在腰椎病手术前，仍然需要进行一系列严格的康复训练，以得到更好的术后恢复。首先，还是手术前常规的术前检查，以排除不能做手术的情况。然后，医生对做腰椎病手术的朋友做心理疏导，放松心态，乐观地面对手术。当然，在术前还会训练肢体运动，训练呼吸，学习床上大小便等。这些功能训练必不可少，可以防止术后的并发症的产生。

术后康复与术前康复同样重要，将影响到手术后的恢复。医生在术后仍然要对朋友们做心理疏导，让大家对自己术后的情况有正确认识，坚定术后康复的信念。还要注意呼吸道以及伤口的护理，为后期做功能训练做准备。还要注意腰腹部的制动，减少腰部转动。后期仍是进行肢体运动、呼吸训练等来促进术后恢复，防止并发症。

七、如何进行自我保健

通常，腰椎病在经过正规连续的治疗后能有所缓解，但是却常常反复发作。因此，仅仅靠治疗是不够的，更多的还需要我们自身进行一系列的自我保健，其中也包括了生活中的注意事项。如果您没有患腰椎病，也请注意了，我们还要早期预防，避免腰椎病找上您。从工作、生活习惯等各方面采取必要的措施。下面我们就来看看该如何自我保健。

1. 树立积极的心态，用科学的手段防治疾病 我们的态度决定了恢复效果，只有以乐观积极的心态对待疾病，才能有效地应对它。用科学的态度面对疾病，配合医生的治疗。并且，所有保健措施都要以配合医疗方案为准，不能听信毫无根据的民间偏方。

2. 适当锻炼腰背部 在久坐或劳动后，可适度地进行腰部转动锻炼。既可缓解疲劳，又能锻炼肌肉，从而有利于腰椎稳定性的恢复，减轻症状。

3. 注意纠正不良姿势和习惯 真正要防治腰椎病还得从生活点滴做起，最重要的就是改正不良的生活习惯及姿势。不能久坐，长时间坐位后可起身活动腰部。避免重体力劳动，尽量少搬重物。工作或劳动中注意保持正确的姿势，不要长期弯腰。注意睡姿，不要睡过软的床。

123

4. 注意腰背部保暖 为了让腰椎病尽快恢复或者防止腰椎病的发生，就得注意腰背部保暖。保暖可以改善腰部血液循环，减轻炎症。冬天要注意腰背部防寒，可加穿棉背心，或经常对腰部进行热敷。

第五节　骨关节炎的家庭康复

一、什么是骨关节炎

骨关节炎，又名退行性关节炎，是由于关节软骨的破坏，导致关节疼痛、僵硬、肿胀、活动障碍的一种病症。据统计，60 岁以上的人群约 50％的患病率，超过 75 岁的人群约 80％的患病率，而且人数还在不断地增加。本病的最终致残率约为 53％。

二、为什么会发生骨关节炎

本病的发病原因可以分为原发性和继发性两种。

1. 原发性骨关节炎病因虽然尚未完全清楚，但以下因素可以导致关节软骨的破坏。

（1）年龄因素：随年龄增长，从中年到老年，往往发生关节软骨退行性变化，关节多年积累性劳损也是重要因素。

（2）性别因素：以女性多见，尤其是处于闭经前后时期。

（3）遗传因素：手指末端指间有骨肥大和增生结节的，家中女性经常遭受同样疾病。

（4）体重因素：体重大，会增加关节负荷，所以肥胖的人发病率较高。

（5）饮食因素：营养不良是致病因素。

（6）气候因素：通常在潮湿、寒冷的环境中更容易遭受该病。

2. 继发性骨关节炎常常是继发于某种疾病，如外伤（关节骨折脱位，外科手术）、感染（化脓性关节炎，结核，类风湿性关节炎）、代谢性疾病（痛风，大骨节病，骨软骨炎）、内分泌疾病（糖尿病，肢端肥大症）、发育障碍（如脊柱侧凸）、畸形性骨炎等。

三、哪些人易患骨关节炎

本病常见于中老年，女性比男性多见。40~50岁以后肌肉功能逐渐下降，外周神经系统功能下降，导致神经肌肉反应不协调，易导致关节损伤。一旦受力超过其承载能力，即可使软骨损伤。疾病也与职业有关，对长期反复使用某些关节，可使这些关节患病率增加。如矿工的膝、肘关节，芭蕾舞者脚趾关节，棒球运动员的肩、肘关节，足球运动员膝、踝关节等。此外，肥胖者易患该病。

四、如何识别骨关节炎

1. 症状

（1）疼痛和肿胀：早期关节肿胀和疼痛是只有轻微的，未来可以逐渐加重。在清晨或关节在一定的位置太长，一般疼痛会更加明显，稍加活动却降低了；如果太多的活动，可能是由于摩擦使关节疼痛更糟糕。有时与气候有关，每当天气突变，疼痛也会加剧。

（2）发僵：当久坐、久站后变动位置时，关节僵硬的感觉更加明显，必须在一个时期的缓慢活动后，症状才能消失。

（3）关节活动受限：随着病情的加重，关节僵硬感会愈来愈明显，使活动受到限制。一些活动关节的患者，甚至可以听到"吱吱"的声音，关节摩擦音。晚期的患者，严重的关节损伤，常常只有保持关节弯曲姿势。

2. 体征和影像学检查
常见症状为关节肿胀，压痛，活动有响声，畸形和功能障碍。

X线检查，早期的变化可能在X线片无异常发现。随着病情发展，可出现关节间隙变窄，软骨下骨硬化，骨赘形成的典型特征。

3. 容易发生的部位
骨关节炎可在任何关节发

生，频繁的活动或负重多的关节，如颈、肩、肘、手、膝等关节最容易磨损，容易发生关节软骨的退变，因此更容易患关节炎。

(1) 膝关节炎：最多见的就是膝关节炎。膝关节炎常常出现双膝疼痛、肿胀、僵硬、发冷的感觉，无论是走路、上下楼梯、站起、坐下都会感到疼痛，连洗澡都会很困难。如果不及时治疗，因为膝盖韧带经常被牵拉，使关节变得不稳定，膝关节的最终变形，可导致弓形腿，甚至残疾。

(2) 脊柱关节炎：颈5、6和腰3、4为主要发病部位，这是由于椎体椎间盘退变，韧带松弛，腰椎间盘突出症，椎体边缘骨赘增生，小关节退行性变等引起。因此，颈腰椎部常因局部骨质增生压迫神经，造成上肢或下肢疼痛、无力、麻木和刺痛感。

(3) 肩、肘关节炎：长期或从事较高强度的体力劳动者更容易患肩和肘关节炎，这是由于上肢提举或负重的频繁使用，如做家务、提举重物、擦窗户、搬抬家具等，容易磨损肩、肘关节。如果你经常感到上肢发麻、疼痛、没有感觉，在户外活动发现关节活动不灵活，不同噪声的产生（如吱吱声），说明你可能有肩、肘关节炎。有时，肩关节炎急性发作表现为持续性钝痛，在活动上臂时，尤其是在举过头部时，就会出现快速和剧烈的疼痛，夜间疼痛加重，甚至影响睡眠。

老人常见疾病的家庭康复

（4）指关节炎：小关节骨性关节炎往往涉及频繁的活动，尤其是手指关节。此病具有一定的家族遗传性，绝经期女性偏多。在远端指关节小骨骼隆起，近端指关节也会出现类似的结节。手指因此变得粗大、有节，伴有疼痛或麻木、僵硬。

五、如何诊断骨关节炎

根据患者的临床表现、体征和影像学检查，骨关节炎的诊断并不困难。目前，国内使用的诊断标准多参照1995年美国风湿病协会标准。见表3-3，表3-4，表3-5。

表3-3　手骨关节炎的分类标准

1. 近1个月大多数时间有手关节疼痛，发酸，发僵
2. 10个指间关节中，骨性膨大关节≥2个
3. 掌指关节肿胀≤2个
4. 远端指间关节骨性膨大＞2个
5. 10个指间关节中，畸形关节≥1个

满足1＋2＋3＋4条或1＋2＋3＋5条可诊断手骨关节炎

注：10个指间关节为双侧第二、三远端及近端指间关节，双侧第一腕掌关节。

表3-4　膝骨关节炎分类标准

临床标准

1. 近1个月大多数时间有膝关节疼痛
2. 关节活动时有骨响声
3. 晨僵≤30分钟
4. 年龄≥38岁

128

续表

5. 膝检查有骨性膨大

满足1+2+3+4条，或1+2+5条或1+4+5条者可诊断膝骨关节炎

临床+放射学标准

1. 近1个月大多数时间有膝痛

2. X线片示骨赘形成

3. 关节液检查符合骨关节炎

4. 年龄≥40岁

5. 晨僵≤30分钟

6. 有骨摩擦音

满足1+2条或1+3+5+6条，或1+4+5+6条者可诊断膝骨关节炎

表3-5 髋骨关节炎分类标准

临床+放射学标准

1. 近1个月大多数时间髋痛

2. 血沉≤20mm/h

3. X线片示骨赘形成

4. X线片髋关节间隙狭窄

满足1+2+3条或1+2+4条或1+3+4条者可诊断髋骨关节炎

六、有哪些药物和手术治疗

129

1. 药物治疗

（1）乙酰丙胺类：由于老年人服用非甾体类抗炎药容易引起副作用，因此它是一般镇痛药的第一选择，如对乙酰氨基酚，每次0.3~0.6g，每日2~3次，每

日不超过2g。

（2）非甾体类抗炎药：临床药物最常用，可迅速改善功能，减轻疼痛、炎症、肿胀等。但不能根治原发病，阻止其发展。如：布洛芬、萘普生、消炎痛等。老年人常有非甾体类抗炎药的不良反应，尤其应注意胃肠道和肾脏的副作用。

（3）糖皮质激素：急性炎症可以联合其他治疗方法，周围的肌腱炎可以在关节或病变部位注射，但注射本身能损伤软骨，引起感染，所以注射间隔时间是4周，1年不超过3~4次。

（4）促进软骨恢复的药物：如维固力、葡立，有些药物含有软骨的基本成分，有些可以增加或刺激软骨细胞的生长。

（5）关节腔内补充软骨粘弹性介质：透明质酸是关节滑液的主要成分，关节腔内注射透明质酸可以减轻症状并能保护关节软骨。

（6）常用中医方剂

四妙散：苍术15g，黄柏15g，牛膝15g，薏苡仁30g。清热除湿止痛。用于急性关节肿胀、疼痛。

膝痛熏洗方：伸筋草、透骨草、牛膝、威灵仙、木瓜、五加皮、川椒、海桐皮、刘寄奴各15g。驱风除湿、通络止痛。水煎后熏洗患处。

2. 手术治疗

（1）关节镜下微创手术：关节镜手术是近年来发

展非常迅速的技术，可用于检查或者直接用于治疗。这种方法的优点是创伤小、恢复快，适合病程时间相对较短、保守治疗无效`、关节无畸形的患者。手术结合清创和大量灌洗，消除了引起明显疼痛、炎性、肿胀的物质；清除软骨、滑膜碎片和游离体，减缓了关节关节面的磨损；在半月板和韧带损伤的关节清创术，使关节稳定性恢复，消除了关节进一步退变的因素。

（2）截骨矫正术：如果关节变形，保守治疗效果不好，而且患者年龄相对较轻（50 岁），可以做截骨矫正术以减少关节磨损。

（3）人工关节置换术：人工关节置换术应用于剧烈的疼痛而各种治疗无效后；功能障碍，严重影响日常生活的病人。由于人工关节只有一定的寿命，手术次数增加会增加操作难度，降低成功率，所以它一般用于那些超过 60 岁的人。近年来，随着科技的发展，年龄限制也在减少，膝关节、髋关节骨性关节炎患者进行人工关节置换手术的不断在增加。随着我国人民生活水平的提高，相信有越来越多严重骨关节炎的患者选择人工关节置换。

131

七、有哪些康复治疗

骨关节炎的康复目的是缓解疼痛，保护关节，保持或增加关节活动范围，维持或增加肌肉力量、耐力，维持关节周围平衡，改善关节功能，延缓和阻止病情进一步发展，提高生活能力和生活质量。

1. 调整和改变生活方式

（1）减少每日总运动量：剧烈运动会加重患者关节退行性变。例如，髋关节和膝关节炎患者避免跑步，不要远行，运动时间不要太长，使关节可以更充分的休息，避免超重或过度劳累。

（2）避免或减少膝关节运动：如登山、上楼、屈膝下蹲会大幅增加膝关节内的压力，加重膝关节的负担，可引起严重的疼痛。

（3）合理饮食：肥胖患者减肥，减重。

2. 运动疗法 运动疗法能维持或改善关节活动范围，增加肌肉力量，当肌肉力量强大以后可以保护和稳定关节，缓解关节疼痛，从而间接减少关节负荷，提高病人的活动能力。

（1）运动训练原则

适度疲劳原则：练习到肌肉酸痛疲劳为止，足够的休息至疲劳消失，然后继续下一组练习。不疲劳就达不到训练效果，过度疲劳又无助于肌力的增加，还会增加损伤的危险。第二天疲劳消除，说明适量，反之则说明过量，应该减轻运动量或者暂时休息。

循序渐进：所有的训练应该是渐进的，从少至多，从静态到动态姿势的动作练习，从简单到复杂的运动。运动强度应根据现有的功能水平决定，过多过重的运动，不仅不利于功能改善，甚至加重组织损伤。因此，功能锻炼应在康复治疗师的指导和科学评估下进行。

长期坚持：肌力的增加是长时间训练的结果。一般肌肉变粗至少需要8~10周，自己能感觉到增长只要2~3周的训练就可以。停止锻炼后，肌肉会减退到原来的水平。因此，肌肉力量的练习应该长期坚持才有效。

个体差异：在训练中，应根据个体差异，采取不同类型、不同强度、不同的运动量，并根据不同的训练反应后，及时调整训练，既可以达到很好的效果，又能避免新的损害。

无痛性原则：除了练习关节活动会有一些疼痛，其他功能锻炼应在无痛的前提下进行的。如疼痛，就说明有伤害，负荷过重，强度过大。

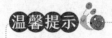
温馨提示

133

关节炎患者应该选择哪些适合的运动？

有益运动：步行、自行车、在水中运动、游泳、仰卧屈伸活动、直腿抬高或阻力训练，尽量选用关节不负重或负重少的运动方式都可以。

> 有害运动：增加关节旋转和关节面超负荷训练，如爬楼梯，蹲下站起，登山等，凡是对关节负荷过重的运动都无益。

（2）运动治疗（以膝关节炎为例）：膝关节周围的肌肉（尤其是大腿前面的股四头肌）是维持膝关节稳定的重要结构。膝关节病患者一般股四头肌明显萎缩，这导致在膝关节的稳定性下降，使膝部各个关节运动不合理和过度的摩擦、撞击，进一步加剧了骨关节的损伤。肌肉力量的恢复可使关节的稳定性增强，从而改善症状，避免加重关节软骨损伤。骨关节病患者必须锻炼，否则无法保证手术、药物和理疗的效果，很难实现减少肿胀、疼痛、改善功能的目的。

1）肌力训练：

股四头肌（大腿前侧肌肉）等长运动：即大腿肌肉反复用力绷紧和松弛。在感觉用到最大力量时坚持6秒，重复30次，每天反复多遍。

134

腘绳肌（膝盖后侧肌肉）：长坐在床上，双腿伸直，膝盖用力下压，使大腿后面肌肉反复用力绷紧和松弛。要求同上。

直腿抬高：仰卧在床上，伸膝直腿抬高到最大位置，让其疲惫后再放下。要求同前。以后可以在踝上加重物以增加强度，并逐渐增加重量。

各方向侧抬腿练习：仰卧向上、侧卧位向外、俯卧位向后各方向抬腿，抬高到最大位置，让其疲惫后再放下。要求同前。

静态伸膝：坐位，膝关节伸出椅外，然后尽力保持伸直，让其疲惫后再放下。要求同前。以后可以在踝上加重物以增加强度，并逐渐增加重量。

静蹲：双脚分开与肩同宽，脚趾和膝盖向前，上身挺直靠在墙上。膝关节不能在垂直方向上超过脚趾，弯曲角度不超过 90°。保持姿势至疲劳，休息至不疲劳，然后重复，要求同前。

俯卧位、站立位"勾腿练习"：俯卧位、站立位，向后勾腿，尽力勾到最大限度。要求同前。以后可以在足跟上悬吊重物以增加强度，并逐渐增加重量。

2）关节活动度训练

为了避免长期肿胀、疼痛、炎症反应、骨质增生等引起关节活动受限，应该在无痛的前提下早日进行以下关节活动度练习。

屈曲的练习方法：坐位或者仰卧位，双手抱小腿，慢慢用力将腿向腹部靠拢，保持最大限度的膝盖屈曲，保持 15 秒钟，然后伸直，重复 30 次，每天反复多遍。在练习要保持无痛，如有明显的疼痛应及时停止或减小角度。

伸膝的练习方法：床上长腿坐位，患膝伸直，不能伸直时可于膝关节处加重物帮助或者用手向下压。保持肌肉放松，维持20分钟，每日1次，直至膝盖能够完全伸直。亦可仰卧位进行。以后可按上面肌力训练。

3. 按摩、针灸 传统的针灸推拿对关节炎治疗具有良好的疗效。针灸取足三里、内外膝眼、阳陵泉、委中、血海为主穴，常用温针灸法。推拿可用滚、按、揉、拿、捏、推等手法放松，用摇、扳等手法松动关节僵硬，达到改善关节活动、减轻疼痛的目的。

4. 物理因子治疗 可以减轻疼痛和肌肉痉挛，改善血液循环，增强肌肉的力量。

（1）低中频电疗法、磁疗、超短波、微波具有良好的抗炎和镇痛效果。肌肉萎缩、无力，可以使用低频电刺激疗法。

（2）热疗法常用的包括红外线、湿热敷、中医熏蒸和石蜡疗法等可加速局部血液循环，消除疼痛和炎症，松解粘连，促进组织愈合。水疗法对关节肿胀者效果较好。

5. 戒烟 肥胖，高血压，吸烟会加重骨关节炎的症状，应针对这些触发症状的危险因素进行处理，包括戒烟。

6. 矫形器或者助行器的使用

（1）拐杖：辅助使用可以减少关节负荷，行动方便。

（2）护膝：适用于膝关节不稳定患者，可以加强膝关节的稳定性，减少疼痛和提高步行能力。

（3）踝足矫形器：适用于踝关节疼痛或者不稳定，行走不便的患者。

（4）轮椅：用于髋关节、膝关节的减负，利于病人远距离行走。

7. 其他措施　例如对疾患关节的牵引，可以松解关节的粘连，恢复关节的活动范围。

八、如何自我防护

1. 坚持自我锻炼　关节炎患者应鼓励锻炼。温和的定期锻炼不仅能使关节周围的肌肉更有力，关节更稳定，并能使紧张的肌肉放松，缓解肌肉紧张引起的疼痛。运动也有助于保持关节活动，防止关节僵硬，功能丧失。但应注意：在急性发作期应以休息为主；锻炼强度要适可而止，不要引起关节疼痛；应选择能增加关节的灵活性、伸展和加强肌肉力量的运动方式，如游泳、散步、骑自行车；注意运动过程中要防止受到不适当的暴力和对关节减负。

137

2. 改变生活方式　如通过饮食控制体重，减少下蹲拾物，避免单手提重物，下肢关节炎患者少做登山运动等。

3. 避免关节过度使用　日常生活中要注意避免关

节的过度使用，可以采取用两腿支撑身体的重量，不要单腿用力，保持良好的姿势站立；多使用大关节（如推门，尽可能的使用肩而不是手）；对损伤关节的工作方式予以更换等。

4. **注意病变关节的保护**　患病的关节应受到保护，不再受伤或过度运动。首先应给予充分的休息，必要时利用辅助具减少关节的负担。局部热敷也有助于减轻疼痛，促进康复。

5. **辅助工具的使用**　这些设备能提高患者日常生活的独立性，不因关节疼痛、活动受限而必须依赖别人，如可以使用矫形器、拐杖、轮椅、护踝、护膝等工具。

第六节　如何防治肩周炎

　　肩周炎是肩关节周围肌肉、韧带、关节囊等软组织损伤、退变而引起关节囊和关节软组织的慢性无菌性炎症，以肩痛、活动受限和周围肌肉萎缩为主要临床表现。本病起病缓慢，病程长，好发于中老年50岁左右，故又名"五十肩"。

一、有哪些发生的原因

　　1. 心脏、肺、胆道、颈椎疾病常引起肩部牵涉痛，因原发病长期不愈而使肩膀肌肉痉挛、持续缺血而形成真正的炎症性病变。

2. 上肢骨折或脱位后复位固定时间太长，肩部长期不活动局部血液循环差而引起。

3. 肩部周围软组织的退变。

二、有哪些表现

1. 临床表现

（1）疼痛：从肩部轻微的疼痛开始，逐渐加重，呈持续性或刀割样疼痛，按压后可以减轻。气候变化或劳累后，往往使疼痛加重，昼轻夜重，可牵涉到颈背部、肩胛骨、上臂或前臂等部位，这些是疼痛的主要特征。

（2）活动的限制：肩部僵硬，向各个方向的活动受限，症状逐渐加重，包括肩不能上抬、后伸、内收、外展和旋转，不能完成梳头、穿衣、洗澡、搔背等日常生活，严重时出现肩部变形隆起等现象。

（3）怕冷：患肩怕冷，自觉冷痛，遇天气变化、下雨变冷等均感觉症状加重。

2. 体征及影像学检查

（1）压痛：在肩部周围可有明显压痛，可能触及条索状物，疼痛可以放射到背内侧、上臂和前臂。

（2）肌肉萎缩：肩部周围肌肉出现萎缩，尤其是

139

肩部前外侧隆起的肌肉（三角肌）最为明显。

（3）影像检查：肩部 X 线多无明显发现，后期部分病人可见骨质疏松，钙化阴影。诊断时需摄颈椎 X 线以排除颈椎病变。

三、临床上如何分期

1. 急性期或冻结前期：关节囊周围相互粘连，使肩往各个方向活动困难，疼痛日益加重。

2. 冷冻期或粘连期：关节囊及周围组织出现挛缩、充血、肿胀，失去弹性，关节几乎冻结，无法活动，持续的疼痛。

3. 缓解期或恢复期：六个月后至一年半，炎症逐渐改善，疼痛缓解，肩关节活动逐渐恢复，但不如病前灵活。

四、有哪些康复治疗原则

140

治疗原则是针对不同时期或症状的严重程度采取对应的处理措施。在一般情况下，如果及时诊断和合适的治疗可以缩短病程，早期恢复关节功能。

1. 急性期，患者的疼痛症状较重。功能障碍往往是由于肌肉疼痛引起，所以治疗主要是减轻疼痛，防止关节功能障碍。方法可用肩吊带固定肩关节，充分的休息；可以口服止痛药，如阿司匹林、扶他林；可用理疗；可自我做一些积极的运动，以保持肩关节的活动度。在急性期一般不宜按摩，以防加重疼痛。

2. 关节功能障碍是冰冻期的主要问题，治疗主要为关节运动功能的恢复。可用理疗、按摩、各种运动疗法，以达到松解粘连，恢复正常的肩关节功能的目的。必要时可在麻醉下进行手术解除粘连。这个阶段功能训练是极为重要的一环。

3. 恢复期间主要目的是消除残留症状，继续加强功能训练，提高肌肉力量，恢复正常的弹性，恢复关节活动范围，实现全面康复的目的。

五、如何进行运动治疗

康复目的主要是改善血液循环，增强新陈代谢，止痛，缓解肌肉痉挛，松解组织粘连，恢复肩关节的正常功能和日常生活自理能力。治疗方法以非手术治疗为主，这里主要介绍运动疗法。

运动疗法是指利用器械、徒手或患者自身力量，通过一定的运动方式，使病人获得全身或局部运动、感觉功能恢复的训练方法。运动方式包括主动运动、辅助运动和被动运动三种。

（1）手指爬墙：患者面对墙壁站立，用患侧手指沿墙慢慢地向上爬，直到上肢举到最大限度，坚持15秒钟，然后再慢慢放下。反复进行，争取每次都比上一次要高一点，逐渐升高高度。

（2）钟摆运动：患者弯腰90°，患侧上肢下垂，肩关节尽力在最大范围内来回划圈、前后及左右用力摆动，每次都尽量超过活动受限的位置，使活动范围越来越大。每次5~10分钟，每天1~2次。可以携带重物，如沙袋、哑铃、石碓等，重量可以根据患者的承受能力选择，一般尽量选择重一些。

（3）体后拉手：患者自然站立，患侧上肢向后伸，用健手拉患手腕部，尽力向后向上拉，拉到最大限度维持15秒，反复进行。双手够不着，可用手巾相互牵拉。

（4）头枕双手：患者仰卧，双手十指交叉，掌心向上，把它放在头后枕部，先使两肘尽量闭拢，然后再尽量往外分开，反复进行。

（5）仰卧肩前屈：病人仰卧床上，伸直患侧上肢，上抬并向后放在枕头上，如果不能放下去，可用健肢尽量向下压，至到最大限度维持15秒，反复进行。

（6）肩部外旋：患者仰卧在床上。患侧肘关节屈曲90°，紧贴在身体的一侧。健手握住腕部尽量向外向下压，直到最大限度维持15秒，反复进行。

（7）肩部内收：患者站立，健手扶住患侧肘部，尽量上抬至颈水平位，再用力向后推近颈部，直到最大限度维持 15 秒，反复进行。

（8）摸颈背部：坐站均可，双手交替触摸颈项，并逐渐向下到背部，直到最大限度维持 15 秒，反复进行。

（9）耸肩：坐站均可，两肩耸动，尽量向上，至最大限度维持 15 秒，反复进行。可在双肩上加重物，重量以患者能承受为限度，以加强训练强度。

（10）双手上举：坐站均可，两手十指交叉先放在头顶，掌心向下，然后逐渐伸直手臂，翻转前臂掌心向上，至最大限度维持 15 秒，反复进行。

（11）扩胸运动：站立位，两脚同肩宽，双手向两侧举起（外展），尽力向后靠拢再向前靠拢，用力外展和内收，尽量每次达到最大限度维持，每次 3 分钟，反复进行。

（12）吊单杠：分别站在单杠前面、侧面、后面，把手放在单杠上，用身体重量下吊，能分别达到肩前屈、肩后伸、肩外展的活动作用，根据自己的障碍方向选择，坚持尽量长的时间，每天 1～2 遍。

143

六、如何进行物理因子治疗

急性期通常采用超短波、微波、激光用于急性炎症治疗，后期可以用超声波、红外线、激光、磁疗、热疗等理疗都可以促进肩关节的血液循环，达到抗炎、镇痛、松解粘连、解痉等作用。一个相对固定的、明确的痛点，你可以使用超声波，激光治疗痛点。对肩关节的整体痛，你可以用超声波、超短波、磁疗等。在训练中，尤其是活动之前做理疗，能更好促进血液循环、缓解疼痛，有利于提高练习效果和降低训练时的疼痛。低中频电疗可以兴奋神经肌肉，增强肌力，可用于预防和训练肌肉萎缩。

七、如何进行传统康复治疗

中医认为肩周炎内因是年老体虚、肝肾不足、气血虚损，导致筋骨失于濡养，外因是风寒湿邪侵袭而致。日久则筋脉粘连，不能活动。风寒湿阻证用祛风除湿，温经通络法，方药如川羌防风汤加减、麻桂温经汤加减、薏苡仁汤加减、白虎加桂枝汤加减。气血两虚证用益气通络，调和营卫法，方药如黄芪桂枝五物汤加减。肝肾亏损用益肝肾，温经络法，方药如独活寄生汤加减。

144

针灸推拿对肩周炎有良好的疗效。针灸选取肩髎、极泉、肩髃、曲池为主穴，合谷、巨骨、天宗为配穴。推拿可用推、拿、按、揉等手法松弛肩部周围，用摇、扳法活动关节，以达到止痛、恢复关节活动范围的目的。

八、如何进行手术治疗

对于一些较难治疗的病症，可以采用关节镜手术，该手术具有操作简单、快速、有效的特性，术后恢复效果好的特点。

九、肩周炎如何预防

肩周炎是可以预防的。老年人活动普遍缺乏，在上肢及肩部的组织血液循环不良，因此容易发生炎症。如果老年人平时注意锻炼身体，锻炼上肢和肩膀，可以有效地防止肩周炎的发生。

1. **注意保暖**　寒冷湿气不断侵入人体，可使肌肉组织和小血管收缩，时间一长就会发生肌肉僵硬、疼痛，从而引发各种功能障碍。

2. **纠正不良姿势**　例如经常伏案、双肩放在桌子上，会引起慢性劳损，应注意调整姿势，避免长期的不良姿势。

3. **注意相关疾病**　容易引起继发性肩周炎的相关疾病如颈椎病、肩和上肢损伤、胸外科手术和神经系统疾病，在疾病早期应开展肩关节的主动运动和被动运动，以维持肩关节的活动。

145

4. 功能锻炼　结合自己的生活习惯，做一些如甩手、体后拉手、扩胸、双手交叉枕在头下、旋转肩臂、吊单杠等锻炼，可以很好地达到预防和治疗肩周炎的效果。